ENERGÍA Y VITALIDAD CON EL GINSENG

ENERGÍA Y VITALIDAD CON EL GINSENG

IONA PURTÍ

manuales **integral**

Energía y vitalidad con el ginseng

Autora: Iona Purtí
Diseño de cubierta: Josep Solà
Fotografía: Age
Compaginación: David Portillo Prats

Ref.: MI-21 / ISBN: 84-7901-296-X
Depósito Legal: B-22.555-99
Impreso por Liberdúplex, S. L. (Barcelona)

ÍNDICE

INTRODUCCIÓN

EL VALOR DEL GINSENG

Pocas plantas han disfrutado de la estima –del aprecio popular y sobre todo del misterio– como el ginseng, la famosa raíz milenaria que ha oscilado siempre entre el mito y la realidad.

Los beneficios del ginseng se conocen en la medicina china desde hace más de 5.000 años, pero su utilización en Occidente es relativamente reciente. Los chinos lo emplearon como tónico ocular y cerebral, para aumentar el vigor y prolongar la vida.

Se trata de una planta herbácea de treinta a setenta centímetros de altura que crece en las laderas de las montañas a una moderada altitud.

La raíz tiene un alto contenido en vitaminas B_1, B_2 y C, y en hierro, manganeso y mucílago. El ginseng se emplea como estimulante y tonificante contra el cansancio físico y mental, cuando se advierte una disminución en la capacidad de trabajo o en el rendimiento intelectual, y especialmente en las convalecencias. Es efectivo en casos de transtornos vasculares, diabetes, hipofunción de las glándulas genitales, y normaliza la presión arterial. Como adaptógeno se recomienda para el tratamiento de alteraciones psíquicas de caracter funcional: neurosis, astenias y, sobre todo, estrés. Atenúa los dolores de las gastritis crónicas y la acidez, y es un eficaz regenerador de las células del hígado.

Para conseguir las más perfectas raíces, sea por su forma, semejante al cuerpo humano, o por su edad, se han pagado verdaderas fortunas. Se conserva una raíz de ginseng en un museo de Moscú que está asegurada en casi cuatro millones de pesetas. En el Store House de Londres se hallan raíces de mil doscientos años de antigüedad, guardadas con recelo y bajo extraordinarios cuidados.

La rareza de esta planta era lo que obligaba a imponer precios muy elevados, con lo que antiguamente circulaba sólo entre las casas reales. Los príncipes la usaban como amuleto sexual o infalible talismán. Se dice que un emperador chino llegó a pagar el equivalente a varios millones de pesetas por una de estas raíces.

En la actualidad, aunque es fácil conseguir ginseng en cualquiera de sus presentaciones, no puede decirse que se trate de un alimento-medicina especialmente barato. Suele tomarse en té o infusión, en polvo, estracto o tabletas. Recientemente se ha incorporado como ingrediente en refrescos y bebidas «energéticas», en suplementos dietéticos y en productos de farmacia.

Si se hierve la raíz, se obtiene una infusión de sabor bastante grato al paladar que es asimilado rápidamente por el organismo. Pulverizada, se puede ingerir mezclada con cualquier alimento o líquido sin que pierda ninguna de sus propiedades. Con el polvo de la raíz se prepara una infusión (decocción) de excepcionales cualidades terapéuticas y sedantes.

El ginseng asegura el funcionamiento normal del organismo, prolonga la juventud, normaliza el sistema nervioso y brinda energía, fortaleza y resistencia. En cualquiera de estas formas, el ginseng constituye un espléndido energizante y reconstituyente general de nuestro organismo.

LA PLANTA DEL GINSENG

Existen dos grandes variedades del ginseng: la asiática, *panax ginseng* y la norteamericana, *panax quinquefolium*. Cada una de estas especies tienen a su vez variedades menores. En ambos continentes, fueron las culturas ancestrales las que dieron un valor mágico a esta planta, a la que utilizaron como amuleto, refiriéndose a ella como «imagen del hombre». Fue usada como afrodisíaco y poderoso reconstituyente y fortalecedor del organismo.

Recientes investigaciones científicas han demostrado –confirmado– sus extraordinarias cualidades adaptógenas.

El ginseng es un planta que pertenece a la familia de las araliáceas. Como tal, está íntimamente relacionada con el espicanardo americano (*Aralia nudicaulis*), el espicanardo hindú (*Aralia racemosa*) y, naturalmente, con el ginseng siberiano (*Eleutherococcus senticosus*).

En cuanto a su duración, se trata de una planta perenne efímera –que vive durante muchos años– pero su follaje muere al final de cada estación. No se sabe con exactitud cuánto tiempo sobrevive la planta del ginseng, pero probablemente pueda llegar a ser increíblemente vieja si se le permite un crecimiento tranquilo. La mayoría de las raíces de ginseng pesan unos treinta gramos, pero se han encontrado en Siberia especímenes de hasta trescientos gramos. A juzgar por el número de «anillos» transversales y cicatrices de la yema, parece ser que algunos de estos especímenes llegan a tener unos 400 años.

El ginseng suele germinar a principios de la primavera después de un largo periodo de letargo. Durante la primera estación, apenas puede vislumbrarse la planta. Si bien es factible que broten dos o tres hojas muy pequeñas, éstas jamás alcanzan más de cinco centímetros de altura. Sin embargo, cada año crecen en la planta tallos de hojas mucho más largas que llegan a alcanzar unos treinta centímetros de altura.

Durante el verano, al morir el tallo desde las hojas hasta la raíz, queda una cicatriz permanente en el cuello (la estructura entre la raíz y la base del tallo) al tiempo que la raíz se contrae ligeramente dentro de la tierra.

Por lo general no brotan flores hasta el tercer o cuarto año. El tallo de las flores se origina en el punto donde las hojas se unen al ápice del tallo principal. Las flores son de color verde pálido y se presentan en un racimo redondo conocido como umbela. Las semillas se producen con rapidez, envueltas en bayas de color rojo brillante. Por lo general, el ginseng cultivado produce muchas más bayas que la planta silvestre. Las bayas evidentemente también son comestibles (los pájaros y ratones del campo las ingieren con gusto). Su sabor es similar al de la raíz pero, hasta donde se sabe, no tienen ningún valor medicinal.

La planta del ginseng se reproduce únicamente por medio de semillas. Crecen por lo general aisladas, rara vez se las encuentra en grupos. En Oriente, sin embargo, se las ha hallado –en algunas ocasiones– en grupos de cien o más plantas.

LA CONTRACTILIDAD DEL GINSENG

En estudios realizados en la ex Unión Soviética sobre el ginseng, se comprobó que la raíz de la planta se contrae cada año sólo lo indispensable para crecer de forma equilibrada. El brote que surge cada primavera lo hace a ras de la tierra.

Si la raíz no realizara este movimiento, el cuello de la planta (el área entre la raíz y el brote) continuaría creciendo más y más, por encima del terreno, hasta romperse por el peso del tallo y de las hojas, o hasta quebrarse en pedazos o ser pisoteada por algún animal.

Anualmente, después de morir el tallo y las hojas, queda una nueva cicatriz en el cuello de la planta formándose una por año. Basándose en el número de anillos que aparecen en la raíz (producidos por las contracciones anuales) y en el número de cicatrices, resultado de los brotes que aparecen en el cuello, a menudo es posible calcular con bastante certeza la edad de cualquiera de ellas. Usando este método, se ha descubierto que algunas especies tienen casi medio siglo de antigüedad. Este sistema para determinar la edad del ginseng ha sido practicado por los chinos desde tiempos remotos, y en la actualidad, la investigación científica ha confirmado su validez.

Como regla general, cuantos más «anillos» tiene una raíz de ginseng, más valiosa es.

Lamentablemente, algunos comerciantes sin escrúpulos recogen raíces tiernas y frescas, y enrollan hilo alrededor de la parte superior. Calientan las raíces con vapor, éstas se expanden y el hilo corta hendeduras que con frecuencia se confunden con anillos reales. Sin embargo, para un experto, este tipo de fraude es fácil de detectar, ya que los anillos verdaderos tienen un aspecto bastante diferente. Esta táctica es casi exclusiva del Oriente y, rara vez, se observa en raíces de los Estados Unidos.

HISTORIA DEL GINSENG

Los primeros indicios sobre el origen del ginseng provienen de la provincia de Kirin, Shen King y Heilung Chiang en Manchuria (China), donde se originaron una serie de mitos a su alrededor. Las selvas de cedros de Manchuria conservaban un medio ambiente ideal para el crecimiento de estas míticas raíces y, durante siglos, esta región fue conocida en China como «el cinturón del ginseng». Protegida por extensas zonas montañosas, Manchuria desarrolló su propia cultura, en la que las leyendas acerca del «Jan-shen» («Sagrada Raíz-Hombre», debido a su forma) tuvieron un importante papel.

Alrededor del año 3.100 a. C. la fama de esta planta llegó a los valles chinos. Desde ese momento, las «raíces salvajes de Manchuria» se convirtieron en la planta medicinal predilecta de los médicos de aquel país.

Todavía hoy se pueden encontrar en estado silvestre en la misma provincia de Kirin, en la provincia de Ussuri, en la ex Unión Soviética, y en Corea del Norte y Japón. También el *panax seudo ginseng*, de calidad inferior y variedades vecinas, se encuentra en el Himalaya (India y Nepal).

LOS PRIMEROS DATOS MÉDICOS SOBRE EL GINSENG

Los primeros datos médicos que se conocen sobre el ginseng se remontan a la China del periodo que va del 1.852 al 2.547 a.C., época conocida como de los «Tres Augustos Soberanos», fundadores de gran parte de la cultura china. Sus contribuciones a la medicina han permanecido a lo largo de los siglos.

El primero fue Fu Hi, uno de los cuatro posibles autores del *I Ching, o Libro de las Mutaciones*, quizá el libro más antiguo del mundo.

El segundo fue el emperador Shen Nung, gran impulsor de la agricultura y la fitoterapia; y, el tercero, *Huang-ti o Emperador Amarillo*, creador de rituales y tratados médicos. De este emperador procede el *Pen Ts'ao*, el tratado de medicina y farmacopea más antiguo del mundo. En sus prescripciones a base de plantas medicinales se observa un ingrediente preponderante: el ginseng. Se refiere continuamente a esta raíz como un magno remedio, panacea para toda clase de enfermedades. Sus aplicaciones se han ampliado tanto que actualmente se pueden preparar más de trescientas sesenta y cinco recetas distintas con ginseng.

Huang-ti legó el célebre libro *Nei Ching Su Wen* –del que existe una versión castellana– que describe los conceptos esenciales del taoísmo aplicados a la medicina, los principios Yin/Yang, así como la conocida «doctrina de los cinco elementos». En el *Nei Ching* se describen también las excelencias del ginseng.

El emperador Shen Nung, uno de los fundadores de la medicina tradicional china, en su clasificación de plantas recopiladas en el *Shen Nung pen t'sao ching*, habla de esta raíz como algo excepcional, «un curalotodo», que encabeza la lista como benéfica y sin toxicidad.

También en el antiquísimo *Atherva Veda,* libro sagrado de la India, el ginseng destaca por sus propiedades afrodisíacas. Es obvio, pues, que esta raíz siempre haya ocupado un lugar de honor en el mundo oriental. Prueba de ello es que en el año 618 a.C., en plena dinastía china Tang , el precio de la raíz fuera igual a su peso en oro.

La primera descripción de la planta aparece en un texto clásico medicinal de la dinastía Former Han (206 a.C.).

En el catálogo de Kan-jin, médico del gran Buda de Nara, también se habla del ginseng.

La planta era también muy conocida en la India. En los textos del *Atharva Veda* puede leerse: «El ginseng ayudará a dar a luz en adelante la semilla de la hembra. Es en verdad el mejor modo de alumbrar al futuro hijo [...] El ginseng te conferirá la fuerza del toro. Esta hierba te llenará de tal vigor y fuerza que exhalarás calor como el fuego.»

En algunos tratados se comenta, asimismo, la relación de plantas como el ginseng con las prácticas mágicas o chamánicas, donde hay que destacar el carácter sagrado que le atribuían.

LOS BUSCADORES DE GINSENG

La búsqueda del ginseng era la profesión de los *va-pang-suis o «faisanes azules»*. Los llamaban así por su uniforme azul y mandil de tela encerada, con bolsas que contenían los accesorios usuales. El grupo estaba formado por un restringido número de miembros de carácter impecable, rigurosamente seleccionados. Eran hombres piadosos y puros de corazón, valientes y capaces de afrontar los incalculables riesgos de esta ardua profesión. En ocasiones tenían que permanecer semanas en las montañas, lejos de toda civilización y a merced de los animales salvajes, como tigres y panteras. La única «arma» de que disponían era un bastón. Como provisión llevaban sólo mijo tostado. Sin embargo, el peligro más grande eran los vandálicos *hung-hutzun* que se dedicaban a robar la cosecha de los *va-pang-suis*. Estos bandoleros no dudaban en robar y asesinar a los buscadores de ginseng, o en torturarlos con el objeto de investigar la localización de alguna planta silvestre de ginseng. Los bandidos tenían la extraña costumbre de obsequiar a sus víctimas con una bandera ribeteada en rojo para que otros ladrones supieran que ya habían sido atracados y no les molestaran más.

A pesar de todo, los *va-pang-suis* creían sinceramente que los predadores del bosque (animales o humanos) jamás podían dañar a un hombre verdaderamente puro de corazón. En lugar de llevar armas consigo, veneraban a los espíritus del bosque, a los espíritus del tigre y de la pantera y, especialmente, al gran Espíritu de la Montaña. Creían que los animales salvajes del bosque tenían como misión proteger el ginseng contra el hombre indigno.

Muchas veces incluso los mejores buscadores regresaban sin un solo ejemplar. Era tan difícil encontrar el ginseng en estado silvestre que los buscadores debían ponerse en manos del «espíritu», invocándolo mediante oraciones para obtener una buena cosecha. Aun aquellos que lograban encontrar un ejemplar pocas veces obtenían más de una mínima parte de su valor verdadero.

Parece ser que para los buscadores era más fácil trabajar de noche porque el ginseng a veces reluce en la oscuridad. Los buscadores lanzaban una flecha en dirección a la luz y volvían al día siguiente a recoger la flecha y sacar la raíz. El hecho de que pudieran encontrar plantas de noche y la costumbre de envolver el ginseng en hojas de estaño sigue siendo un misterio que ha dado lugar a algunas teorías sobre «radiaciones que emana el ginseng».

¿LO SABÍA?

En Corea, los buscadores de ginseng silvestre practicaban la castidad y hacían purificaciones una semana antes de su expedición, invocando continuamente a su «dios tutelar». Según esta leyenda el mayor peligro de los buscadores es la existencia de un pequeño y peligroso espíritu que cuida la raíz y que se supone ha llevado a muchos buscadores a la muerte. Se dice que el pequeño demonio adopta la forma de la planta, y parece ser que se va alejando más y más del buscador hasta que éste se interna tanto en el bosque que jamás vuelve a encontrar su camino hacia el exterior. La plena purificación del alma tenía entonces por objetivo protegerse de este demonio.

El equipo siempre estaba compuesto por diez lugareños con experiencia, dirigidos por uno de ellos. Durante la búsqueda, se comunicaban mediante un lenguaje gesticular secreto y se abstenían de hablar para no molestar a las plantas.

Durante la primavera, cuando un buscador encontraba una planta de ginseng, lo interpretaba como una prueba de que era en verdad puro de corazón. Hacía un altar de ramas, se arrodillaba, oraba al «gran espíritu», y desenterraba meticulosamente la raíz, procurando dejar intacto hasta el más pequeño segmento. Entonces colocaba la raíz en una cajita de madera y llamaba a sus compañeros a gritos. Al oírlos, los demás buscadores abandonaban sus puestos para reunirse a orar y plantar un bastón con una bandera roja para señalar el lugar para el otoño siguiente.

La cosecha de otoño se efectuaba en compañía de los sacerdotes, quienes predecían el tiempo astrológicamente propicio. Después de las ofrendas a la tierra y de los ritos, quemaban el incienso y las banderas rojas, y colgaban talismanes. Posteriormente, lavaban las raíces y las envolvían con mucho cuidado en hojas de estaño antes de depositarlas en cajas de madera especiales.

Se trataba de una época en que los buscadores podían vender las raíces al mejor precio, por lo regular en herbolarios chinos para la preparación de medicinas para la alta sociedad.

¿LO SABÍA?

Los chinos acaudalados utilizaban el ginseng a diario; y no sólo como medicina, sino como condimento y sazonador en diversos platos. Los chinos pobres no podían usar el ginseng ni tan sólo de vez en cuando. Sin embargo, su fe en él era tal que, a menudo, estaban dispuestos a gastar sus últimas monedas en un ginseng de la mejor calidad para curar algún miembro de la familia que estuviera enfermo.

EL GINSENG IMPERIAL Y EL MONOPOLIO MANCHÚ

Los emperadores chinos, que utilizaban el ginseng con regularidad y en grandes cantidades, comenzaron a cultivar especies seleccionadas de las raíces más finas. Así se dio origen a la famosa variedad de ginseng llamada mandarín (imperial). Durante siglos, la cosecha imperial fue mejorándose a través de un sistema de hibridación. Las plantas más grandes, fuertes y resistentes eran cruzadas entre sí, dando como resultado una excelente variedad de ginseng cultivado. El ginseng mandarín era utilizado únicamente por el emperador, su familia y sus amigos íntimos y socios. En ocasiones, cuando una cosecha inusualmente productiva ofrecía un excedente de ginseng, dicho remanente se vendía a precios exorbitantes.

Poco después de la llegada al poder de la dinastía manchú Ching, el ginseng fue declarado «sagrado» y propiedad exclusiva del emperador o «hijo del cielo». En 1.715 el emperador ordenó por edicto que todos los buscadores se registraran para recibir licencia. Tenía 10.000 licencias disponibles. Los relacionados con el mercado negro y los exportadores fueron ejecutados.

Los buscadores recibían un préstamo monetario para comprar víveres que les servirían para sobrevivir durante la estación en que recolectaban ginseng en la selva. También se les concedía un subsidio para contratar a cuatro ayudantes. Cuando terminaba la estación, los buscadores tenían que devolver el préstamo y obsequiar al emperador con sus mejores hallazgos. El mismo emperador compraba el resto. De esta forma obtenía una gran suma de dinero con la venta del ginseng por el que había pagado menos de la cuarta parte de su valor.

Los buscadores debían ir acompañados por guardias, que se encargaban de la cosecha y la enviaban al palacio del emperador. Las raíces más finas se reservaban para el uso del palacio real. En esta época el ginseng alcanzó su peso en oro.

Durante el monopolio manchú, que duró hasta 1.911, cada colector tenía la obligación de regalar a su majestad 2 2/3 libras del mejor producto. Por lo demás, recibía su pago en plata.

¿LO SABÍA?

Era una costumbre real ofrecer ginseng de regalo a los invitados o amigos. Esta misma costumbre perduró en distintas partes del mundo. Cuentan que el general Charles de Gaulle ofrecía su provisión de ginseng a sus colaboradores cercanos.

Estaba también de moda ofrecerlo en un recipiente de plata (único metal que no altera la acción del ginseng) de doble fondo, tipo baño María, para preparar un sabroso té de raíz de ginseng.

El padre Jartoux, un misionero jesuita francés en China cercano a la corte del emperador chino Kang Hsi, de reconocida capacidad intelectual y talento como intérprete, fue comisionado por el emperador para trazar un mapa de una porción del territorio donde se cultivaba el ginseng.

Tiempo después, el sacerdote publicó en París una obra: *A description of a Tartarian Plant*, a petición de la Sociedad Real de Londres donde señalaba las propiedades de la planta y destacaba su poder estimulante. En este libro se describe la gran estima que sentían los chinos por el ginseng y su experiencia personal con esta raíz. Según su relato, en cierta ocasión cabalgó con el emperador agotándose hasta tal punto que no podía mantenerse sentado en la silla, cuando su compañero de viaje le regaló la mitad de una raíz de ginseng. El padre la masticó y, después de tomarlo, su fatiga se desvaneció.

Otro aspecto interesante de la obra del padre Jartoux es que pudo predecir correctamente el descubrimiento del ginseng en el norte de América, al comparar los climas de China y Canadá.

El padre Lafitau, otro jesuita misionero en el Canadá, se enteró de los relatos de Jartoux, y con la ayuda de los indígenas iroques se puso a buscar la planta en ese país. Finalmente la encontró durante uno de sus viajes a Quebec, en los bosques cercanos a Montreal. Así fue cómo en 1.716 se descubrió el ginseng en Norteamérica.

En muy poco tiempo se inició un enorme comercio de exportación de ginseng americano a Oriente. Las raíces secas de la planta del ginseng americano se vendían a buen precio a China a donde se exportaban en grandes cantidades. La Compañía de las Indias fue la que tuvo, durante algún tiempo, el monopolio de la exportación de ginseng hacia China.

Pero el negocio declinó cuando los chinos se decepcionaron por la calidad del producto. Como consecuencia de una excesiva demanda de ginseng por parte de China, los colonos de Canadá mandaron a recolectar –los indios que contrataban– las raíces fuera de temporada. Las raíces, ya de por sí demasiado tiernas y jóvenes, fueron mal secadas en hornos. La cosecha intensiva, la preparación inadecuada de la raíz, además de la avaricia de los comerciantes, agotaron la oferta canadiense del ginseng. Nueva Inglaterra pronto tomó el relevo. Un siglo más tarde, el mercado norteamericano se recuperó.

DE CANADÁ A ESTADOS UNIDOS

Peter Kalm, un explorador sueco que viajó por Canadá en 1.749, habla en la narración de su viaje del próspero comercio del ginseng norteamericano, más barato que el que crecía en su país. Sus escritos ayudaron a que el ginseng se comercializara en Nueva Inglaterra. Para los colonizadores del lugar, la planta del ginseng fue también un recurso muy importante.

Los colonos holandeses de Nueva York interesados en el descubrimiento del ginseng en Canadá emprendieron una minuciosa búsqueda de la planta en sus territorios. Los pobladores de Kentucky y Wisconsin se lanzaron a las sierras a la caza del *seng* (así lo llamaban). Y a veces encontraban tanta cantidad que podían llenar barriles enteros en un solo día. Es decir, además de los bosques canadienses, el ginseng crecía en los Estados de Nueva Inglaterra, la región de los Grandes Lagos y el bajo Sur. Es evidente, pues, que el ginseng fue un recurso importante para los pioneros norteamericanos.

Los nativos de la región descubrieron enseguida que podían negociar las raíces con los comerciantes holandeses en Albania, por las que a cambio recibían herramientas, baratijas y ron. Estos comerciantes holandeses, a su vez, vendían las raíces a China. Es interesante comentar que un famoso puritano de la época, Jonathan Edwards, condenó de inmediato a los indios por la corrupción que supuestamente sobrevino al intercambiar el ginseng por ron.

No pasó mucho tiempo para que cantidades cada vez mayores de ginseng fueran embarcadas a Oriente desde las colonias de Nueva Inglaterra, al mismo tiempo que cantidades considerables de té lo eran desde Oriente hacia las colonias de aquel país.

Los colonos del Nuevo Mundo, sin embargo, no hacían un extraordinario negocio con el ginseng, y consideraban que era injusto el impuesto que se les cobraba por el té. Las ganancias, en cambio, iban a parar a las naciones europeas que poseían las colonias: Inglaterra y Holanda, que tenían el derecho de vender los recursos naturales de los colonos y controlar su comercio exterior.

Este fue uno de los motivos que causaron resentimiento entre las colonias y sus distantes gobernantes europeos –que posteriormente se conoció como la Reunión de Té de Boston– y que, al cabo de un tiempo, dio origen a la revolución que condujo a la independencia norteamericana.

Durante el invierno de 1787-1788 partió de Ohio un barco con unas 15 toneladas de ginseng, cuya carga se perdió en un naufragio. Pero el hecho no desanimó a los que cosechaban ginseng, pues al otoño siguiente lograron reunir 15 cargamentos. En 1.862 más de 622.000 libras de raíces de esta planta fueron exportadas a Cantón y Hong Kong: el negocio era floreciente.

Sin embargo, el ginseng no es únicamente una raíz que aprecien las personas, también gusta a toda clase de insectos, parásitos y gusanos. Una plaga acabó con toda la cosecha americana en 1.910.

EL GINSENG EN EUROPA

Parece ser que el ginseng es el gran ausente en Europa. Existe en Rusia una raíz conocida por varios nombres; *ginseng de Siberia,* «no me toques» o «raíz del diablo», cuya fórmula química y efectos son similares. En la ex Unión Soviética la clasifican como la mejor del mundo. En la actualidad, el ginseng silvestre asiático casi se encuentra exclusivamente en las montañas Sikhote-Alin, en el lejano oriente de la ex Unión Soviética.

MITOS ASOCIADOS AL GINSENG

En Oriente siempre existe un culto y respeto muy profundo por el ginseng. Ninguna planta se ha rodeado de tal mito. Lo paradójico es que ninguna planta se valora tanto en una mitad del planeta mientras resulta casi desconocida en la otra mitad.

En China se considera al ginseng una planta real. El emperador Shen Nung la consideraba «un curalotodo». Decía en su libro: «El ginseng es un tónico para las cinco vísceras, calma los espíritus animales, fortalece el alma, disipa el miedo, expulsa los malos efluvios, aclara la mirada, dilata el corazón, aumenta la inteligencia y, a la larga, vigoriza el cuerpo y prolonga la vida.»

Los múltiples nombres que han dado a esta raíz revelan la mística reverencia que se le ha brindado:

- Hombre esencia.
- Semejante a la sangre.
- Máscara del diablo.
- Hierba mágica.
- Elixir que rejuvenece y suaviza las arrugas de la cara.

- Jefe de las plantas.
- Fénix coreano.
- Espíritu de la tierra.
- Raíz del hombre.
- Hierba de la vida eterna.
- Raíz del amor.
- Raíz divina.
- Raíz del paraíso.
- Reina de las plantas.
- Espíritu puro de la tierra.
- Raíz de la vida.

Otro nombre que se le ha dado es el de «raíz que se esconde del hombre», es decir, que la raíz prefiere un área inhóspita, en el interior de las tierras espesas, en un suelo rico, húmedo y tranquilo.

¿LO SABÍA?

Una de las cosas más sorprendentes es que las leyendas y mitos de los nativos orientales relacionados con el ginseng asiático son sumamente similares a las de los indios norteamericanos. Una posible explicación de estas similitudes, entre culturas distintas y distanciadas, podría ser que muchas de ellas tuvieran su origen siglos atrás entre los chamanes del Turquestán que habitaron Siberia. Se supone que la influencia de los antiguos turaníes llegó a Norteamérica a través del Estrecho de Bering y a otras partes de Asia: India, Tíbet, Nepal y Mongolia.

LEYENDAS SOBRE EL GINSENG

A la mayoría de plantas medicinales conocidas se las vincula con alguna leyenda a fin de explicar tanto su origen como su perdurabilidad en el tiempo. Aunque en casi todos los casos son poco creíbles, su simbolismo suele ser interesante. Si profundizáramos en él, probablemente entenderíamos el verdadero significado de la leyenda.

El insólito parecido de la raíz de ginseng con el cuerpo humano ha inspirado en todas las culturas algunos de los mitos asociados a sus virtudes curativas. Ya en Manchuria se lo denominaba *Jen-shen* («sagrada raíz-hombre»). Cuanto más se asemeja a la silueta humana, más valiosa es la raíz. Si las dos extremidades inferiores, o piernas, tienen la misma longitud, se la considera masculina. En la tradición china se considera la forma masculina ligeramente más perfecta que la forma femenina.

La doctrina de las signaturas. Entre las leyendas relacionadas con el ginseng existe la creencia común de que la parte de la raíz que se asemeja a una parte de la anatomía humana debe usarse para tratar las aflicciones en dicha área del cuerpo. Los brazos de las raíces deben usarse para males en los brazos; la cabeza, para trastornos de la cabeza, etc. En Europa, la idea surgió por primera vez en la Edad Media. Los defensores de este concepto hacen alusión a la parte de la Biblia (el libro del *Génesis*) donde Dios da al hombre «toda planta verde» para su uso. Se hace notar que ciertas plantas tienen una asombrosa semejanza a ciertas partes del cuerpo. De esta forma se llegó a la conclusión de que Dios da al hombre un indicio para que sepa cómo debe usarse cada planta medicinal. Este indicio o señal es la signatura de la planta. Así, la sanguinaria (cuya raíz exuda un líquido rojo como la sangre) se utiliza para tratar ciertas enfermedades sanguíneas, la hepática (que se asemeja al hígado) se usa en el tratamiento de enfermedades hepáticas, etc. Aunque científicamente no han sido comprobadas estas teorías, muchas culturas creen en ellas firmemente y el ginseng es el mejor ejemplo.

DOS LEYENDAS COREANAS

La leyenda del abuelo enfermo

El cultivo del ginseng ha engendrado varios mitos. Un relato de Corea habla de cómo un hijo y un nieto, los dos muy pobres, atendían con mucho cariño y devoción a su abuelo enfermo. Una noche, el nieto no podía dormir, la vela de su cuarto se apagaba una y otra vez. Como no había corriente de aire, ¡debía haber un fantasma presente en el cuarto!

El muchacho tomó una aguja con hilo y, cuando sintió una presencia extraña, la lanzó en su dirección. La aguja desapareció en la oscuridad y el muchacho fue tras ella siguiendo el hilo. Por fin la encontró clavada en una raíz de ginseng silvestre bajo tierra. El niño tomó la planta y preparó con ella un cocimiento para su abuelo enfermo, quien lo bebió y se restableció en pocos días.

La leyenda de la mujer estéril

Otra leyenda coreana cuenta que una mujer estéril, que había rezado durante años para tener un hijo, tuvo una noche un sueño muy raro: «El espíritu de las montañas» apareció y le dijo que la respuesta a su anhelo estaba en la cima. Ella caminó alegremente hasta la cumbre, donde encontró una planta muy extraña llena de semillas. Las recogió y, cuando regresó a su casa, empezó a cultivarlas con gran cuidado, como si se tratara de un niño...

Dicen que ése es el origen del cultivo del ginseng coreano. Aunque es una leyenda inverosímil no deja de ser bella.

LEYENDAS CHINAS

Nos hemos encontrado con diversas leyendas que mencionan la alegada habilidad de la raíz de ginseng para separarse de la tierra y asumir la forma humana.

La leyenda de Shantang

El doctor F. Porter Smith relata en *Chinese Materia Medica* una leyenda china muy antigua y popular acerca del primer encuentro del hombre con la raíz del ginseng.

Se cuenta que, durante el reinado de Wenti, de la dinastía Sui (581 a 601 a.C.), en el pueblo de Shantang, provincia de Shensi, los habitantes estaban alarmados porque hacía varias noches que oían unos extraños gruñidos y lamentos provenientes de los campos. Venciendo su miedo organizaron una expedición nocturna para descubrir la procedencia de aquellos gritos. Gracias a las antorchas localizaron finalmente el sonido: provenía de un zarzal situado a una milla del pueblo. Escarbaron debajo del arbusto y descubrieron una raíz ancha con la forma y el tamaño de un hombre. Los gritos cesaron. Llamaron a aquella sorprendente raíz «espíritu de la tierra» (*T'u-Ching*). Se dice que el mejor ginseng venía de Shantang.

La leyenda de la criatura celestial

Otra antiquísima y popular leyenda china relata que después de trescientos años la raíz del ginseng puede salir de la tierra y adoptar la forma humana pero su sangre es blanca.

El *va-pang-suis* («buscador de ginseng silvestre») sueña con encontrarla porque quien consigue unas gotas de su sangre, puede reanimar un muerto con ellas. Es, según la leyenda, terriblemente evasiva y muy difícil de capturar, pronto dejará la tierra para ir a vivir para siempre entre las estrellas y los seres celestes.

Es un relato tan bello que muchos preparados de ginseng que se encuentran a la venta usan una representación de esta leyenda en sus etiquetas. En ellas se reproduce una planta de ginseng con sus ramas dirigidas al cielo. Las hojas aparecen un poco distorsionadas para dar la apariencia de estrellas de cinco puntas.

Leyenda china sobre el origen del ginseng

Otra leyenda muy antigua que explica el origen del ginseng, para que emerja la planta debe caer primero un relámpago en un arroyo de la montaña. El relámpago deja una cavidad dentada en el suelo hacia donde correrá el arroyo de la montaña. La planta de ginseng nace en la cavidad abierta y es el poder del relámpago y el poder del agua que transcurre por la tierra lo que da a la raíz esa fuerza especial. Quien tiene la raíz del ginseng tiene esas fuerzas. Consumir la raíz es liberar esos poderes dentro del organismo. La fuerza, de acuerdo con la leyenda, asegura a quien la consuma salud y bienestar.

EL GINSENG EN LA CULTURA DE LOS INDIOS NORTEAMERICANOS

El ginseng y los indios cherokees

Existe una asombrosa similitud entre el papel que tiene el ginseng en la cultura cherokee y entre los buscadores de ginseng asiático. Para los curanderos cherokees, el ginseng era el «pequeño hombre», una alusión directa a su apariencia.

Así como los buscadores orientales creen que el ginseng se puede ocultar de un perseguidor indigno y hacerse invisible, los curanderos cherokees afirman algo similar. Creen que el ginseng tiene mentalidad propia y el poder de ocultarse del hombre maligno.

Al recolectar ginseng, un cherokee no recogerá las tres primeras raíces que encuentre. El número cuatro tiene un especial significado mágico para los cherokees. El tomar la cuarta planta asegura su eficiencia como medicina.

Antes de arrancar la planta de ginseng, el recolector se disculpa por lo que va a hacer y coloca una cuenta en el lugar de donde sacó la raíz, en compensación para el espíritu de la planta. En ocasiones se erige un pequeño altar de ramas y piedras donde se halló la raíz.

Los cherokees estiman el ginseng una medicina especialmente valiosa para los dolores de cabeza. Con este propósito, el curandero realiza un pequeño ritual en el que canta, frota la frente del paciente con la palma de la mano y aplica una mezcla de ginseng en las áreas donde siente el dolor.

En casos de apoplejía, preparan una decocción de ginseng y tabaco silvestre (nicotina glacuna). Preparado de esta forma, lo consideran un medicamento excelente que puede salvar la vida del paciente si se le administra a tiempo.

El ginseng en la cultura chippewa

Los indios chippewa, al igual que los chinos, creían que el ginseng, administrado adecuadamente, podía prolongar la vida de una persona al borde de la muerte, y que gracias a esta prolongación el moribundo podía hacer su testamento.

Es tradicional entre los chippewas cantar una canción llamada «La Dama-Sol Blanca» en presencia del moribundo, y soplar una decocción de ginseng con un junquillo y luego indicar al agonizante que beba la decocción.

La persona que lleva a cabo la ceremonia habla directamente al alma del moribundo a la que pide que permanezca en lugar de irse.

El uso del ginseng entre los creeks

Los indios creek que vivían en el sur de Alabama y el norte de Florida valoraban el poder del ginseng como medicina –lo denominaban *Hilis hatki*, que significa «medicina blanca»–, y como amuleto mágico. Se utilizaba para tratar fiebres e insuficiencias respiratorias, preparados medicinales y para alejar los espíritus malignos.

Los creeks creían que las enfermedades eran consecuencia del contacto con algún espíritu maligno. Como medida preventiva para quienes pasaran por delante de un cementerio debían masticar y escupir cuatro veces –a izquierda y derecha– un trozo de ginseng.

Cuando un indio recibía un disparo o era herido de gravedad se le administraba inmediatamente ginseng. El curandero, que colocaba trocitos de ginseng en una taza de agua, imploraba a Yahola, el dios de la fuerza física y mental, que restableciera al paciente.

John R. Swanton cuenta que: «Cuando una persona tenía fiebre y no podía sudar, se hervía ginseng recién recogido con jengibre, se mezclaban ambos con alcohol y se daba un poco al paciente.»

El ginseng y los indios mide

Los indios mide, del noroeste de los Estados Unidos, usaban el ginseng como el *Panax ginseng* era utilizado en Oriente. Se lo consideraba, médicamente, un excelente remedio para todo tipo de enfermedades estomacales y se administraban aquellas partes de la raíz semejantes a la parte afectada del cuerpo del paciente.

En otras palabras, el brazo de la raíz se usaba para tratar dolencias en los brazos. En la tradición mide, ginseng (llamado Shte-na-bi-o-dzhi-bik) significa «raíz-hombre». Era una de las «grandes medicinas», un regalo del Espíritu Mide. La leyenda habla de la vuelta a la vida de un muchacho muerto. No cabe duda de que se trataba de una medicina muy estimada entre los curanderos mide.

Un hechizo de amor pawnee

Los indios pawnee del norte de Oklahoma usaban el ginseng en combinación con otras hierbas para preparar un hechizo de amor.

Se supo que las cuatro especies de plantas que se usaban para producir el hechizo de amor eran: *Aquilegia conadensis, Lobelia cardinalis, Gogwellia daucifolia y Panax quinquefolium*. Se usaban las semillas de *Aquilegia* y *Gogwellia,* las raíces secas de *Panax* y las raíces secas y flores de *Lobelia cardinalis*.

A estos productos vegetales se les mezclaba tinturas de tierra roja. La posesión de estas medicinas se suponía investían al poseedor de un atractivo especial incluso cuando existía una antipatía natural. Si a esta mezcla se le añadían cabellos robados a la mujer que se deseaba (gracias a los favores amistosos de una tercera persona), ésta no podía resistir la atracción y, pronto, se entregaba a quien poseyera el hechizo.

El ginseng y los indios sioux

Los indios sioux no usaron mucho el ginseng o, en todo caso, jamás lo consideraron una panacea. Sin embargo, estaban sumamente involucrados en la recolección y preparación de las raíces para su exportación. Trabajaban en colaboración con la Compañía Internacional de Ginseng de Nueva York, la cual les compraba el ginseng y lo exportaba.

En Oriente, el ginseng sioux solía conseguir precios bastante altos y, por lo general, se valoraba más que el procedente de otras partes de Norteamérica. Los sioux tenían un método especial para limpiar las raíces dentro de unos barriles. Pero su fama se debe a su característico color translúcido.

LA COMPOSICIÓN DEL GINSENG

La raíz del ginseng contiene resina, azúcar, almidón, mucílago, saponina, un aceite volátil (que contiene un estimulante del sistema nervioso central no identificado) y varios compuestos esteroides como panaxatriol. La acción del ginseng se debe principalmente a sus componentes esteroides. Un esteroide es un compuesto químico con la misma estructura básica que las hormonas sexuales y las hormonas de la corteza suprarrenal, como el estrógeno, la testosterona y la cortisona entre otras. La testosterona, una hormona, se encuentra en proporciones diferentes en el organismo masculino y femenino, y actúa como anabólico natural. Un anabólico es una sustancia que fortalece la salud general del organismo, regulando el consumo de energía. Es lo contrario de un catabólico, que temporalmente proporciona más energía a la persona, pero gastando las reservas de energía del cuerpo. La diferencia esencial entre un anabólico y un catabólico (la anfetamina sería un buen ejemplo de sustancia catabólica) es que el primero da energía, descomponiendo los alimentos en azúcar, y el segundo da energía a partir de los nutrientes que ha reservado el cuerpo. Mientras un proceso es saludable y constructivo, el otro no lo es, y más aún, puede ser peligroso si continúa durante un tiempo prolongado.

Como los compuestos esteroides del ginseng son muy parecidos en su estructura a los agentes anabólicos del cuerpo, es probable que actúen de manera similar a éstos.

Además de sus compuestos esteroides, el ginseng contiene las vitaminas B_1, B_2, calcio, potasio, hierro, sodio, silicio, magnesio, titanio, bario, estroncio, aluminio, manganeso, azúcar, almidón, mucílago y sustancias que son únicas en el ginseng como la saponina, el aceite volátil, la ginsenina, el ácido panóxico, la panoxina y el panaquilón.

La **saponina** es una sustancia que hace espuma cuando se hierve el ginseng. Tiene la categoría química de los glucósidos, uno de cuyos componentes es la glucosa.

El **aceite volátil** es una sustancia que confiere al ginseng su olor característico que se evapora cuando la raíz se seca.

¿LO SABÍA?

Algunos investigadores creen que el panasen –o aceite volátil– tiene un efecto estimulante directo sobre el cerebro, parecido al que provoca la cafeína. Constituye aproximadamente el 0,5 % de la raíz del ginseng.

La **ginsenina** es una sustancia similar a la insulina. La presencia de esta sustancia probablemente explica el efecto benéfico del ginseng en el tratamiento de la diabetes aloxana. Tiene una estructura química comparable a la del glucósido.

El **ácido panóxico** mejora el metabolismo y facilita el buen funcionamiento del sistema cardiovascular. Es una mezcla química de ácidos grasos insaturados: ácido palmítico, oleico y linoleico. Ayuda a prevenir la formación del colesterol y facilita la combustión de los depósitos de grasa en el cuerpo.

La **panoxina** es una sustancia que tiene una acción estimulante directa sobre el sistema nervioso central y actúa como un tónico sobre el corazón y el sistema circulatorio.

El **panaquilón** es una sustancia que estimula el sistema endocrino en general.

Se han obtenido resultados muy prometedores combinando el uso del ginseng y el *Eleutherococcus* en el tratamiento de la fatiga.

CLASES DE GINSENG

La calidad del ginseng puede variar en gran medida –y en consecuencia su precio– según la variedad o procedencia del mismo. Existen tres clases principales de ginseng:

- El ginseng asiático (*Panax ginseng*)
- El ginseng siberiano (*Eleutherococcus senticosus*)
- El ginseng americano (*Panax quinquefolium*)

El ginseng asiático es el de mejor calidad, el americano el de menor calidad. Existe también el *Panax japonieus* de Japón, el *Panax seudoginseng*, y variantes de la misma especie en la región del Himalaya, en la India y Nepal. Estas variedades no tienen las propiedades curativas de la especie de Corea o Siberia. Básicamente porque no se dan las condiciones climatológicas adecuadas y porque el terreno no tiene los minerales ni las radiaciones de tipo orgánico característicos de aquella zona.

El ginseng asiático (*Panax ginseng*)

Con el paso de los siglos, la reserva de ginseng silvestre en Asia ha disminuido y, en la actualidad, se encuentra en peligro de extinción. No se sabe con exactitud cuál fue el hábitat natural de esta planta. Basándonos en el material un tanto fragmentado que hemos recibido del pasado, el ginseng silvestre asiático probablemente creció en las montañas del Nepal, cerca de la frontera norte de la India, y en la región que se extiende desde el extremo oriental de la meseta del Tíbet, en Manchuria y en el extremo sudoriental de Siberia.

En la actualidad, el ginseng silvestre crece en el noreste de China, en el norte de Corea, en las montañas de Sikhote-Alin y en el sudeste de Siberia. Muchos consideran al ginseng de las montañas Sikhote-Alin el mejor.

El ginseng de Corea

Los chinos han catalogado el *Panax ginseng* de Corea el mejor del mundo. Durante muchos siglos han usado esta raíz como un valioso refortalecedor. Hay ginseng en China, pero lo cierto es que se considera de inferior calidad que el de Corea.

El término chino para designar el ginseng coreano de cultivo es *yang sum coreano*. En Corea se le conoce como *in-sam*. El término «sam» significa raíz en coreano. Se usa con los prefijos «In» (hombre) y «San» (montaña), respectivamente, para distinguir la variedad cultivada de la que crece silvestre en escondrijos oscuros de las montañas.

El *san-sam* o ginseng silvestre coreano es un bien escaso; muchos nativos jamás lo han visto y en la actualidad se dice que vale su peso en oro. La raíz *san-sam* es mucho más grande que cualquier otra variedad. En la parte superior de la raíz y en la base del tallo de la planta pueden verse los anillos, cuyo número indica la edad de la planta. Si se siembra la semilla del *san-sam* en las montañas, en el mismo hábitat que la planta madre, crecerá una raíz similar al *san-sam* verdadero. Los expertos perciben al instante que se trata de una planta manipulada por el hombre. Se cree que las virtudes del *san-sam* no radican en su composición, sino en una fuerza misteriosa que lleva intrínseca ajena a la influencia de los seres humanos y cuyo valor es haber crecido bajo el cuidado de un espíritu o dios benéfico.

¿LO SABÍA?

La extrema escasez de *san-sam* aumenta la idea supersticiosa que se tiene de él. Según una antigua creencia de los coreanos cuando se encuentra la raíz se saca cuidadosamente de la tierra, se lava, se raspa y se pone a secar al sol. Quien la come entera como si se tratara de una sola dosis pierde la conciencia (algunas personas dicen que muere) y permanece en ese estado tres días. Durante el siguiente mes la persona sufre todo tipo de enfermedades. Pasado ese tiempo empieza un periodo de rejuvenecimiento, la piel resplandece, el organismo se cura y la persona vive en adelante libre de enfermedades, no sufre ni calor ni frío y alcanza la edad de noventa o cien años.

El *in-sam* o ginseng cultivado en Corea se produce en grandes cantidades (este país es el primer productor mundial de ginseng). Los chinos lo tienen en gran estima y los coreanos también lo consideran como la mejor medicina. Se cultiva principalmente en dos regiones de Corea: en Songto (Kai-seng), a unos 100 kilómetros al norte y oeste de la capital, y en Yongsan, (Kyung-sangdo), la provincia de Corea situada más al sudeste. La calidad varía según la región, y el ginseng se conoce como *Song-sam* (de Songto) o *Yongsam* (de Yong-sam).

Se administra machacado y mezclado con vitaminas y minerales, en píldoras, tabletas, etc. En Oriente comen la raíz en su forma natural y en seco. También se prepara en decocción.

El ginseng cultivado se divide en dos clases; éstas a su vez incluyen muchos grados diferentes de calidad:

- ***Ginseng blanco coreano (Pak-sam)***. Es el *Insam* simplemente lavado, raspado y secado al sol después de haber sido arrancado de la tierra. Esta variedad se consume, sin curar, dentro del país, pero no se exporta. Muchos lo consideran más eficaz que el ginseng curado y, en ocasiones, dependiendo de su forma y calidad, es caro.

Según su procedencia, el ginseng blanco coreano se denomina *song-sam* (producido en Songto), *yong-sam* (producido en Yong-san) y *Kamsan*, una clase peculiar de ginseng con apariencia retorcida que se produce en dicha ciudad.

- ***Ginseng rojo coreano***. El ginseng rojo se refiere a un tipo especial de ginseng curado, que se elabora a partir de raíces blancas y frescas. Se lo conoce como *hong-sam*. El ginseng rojo tiene la ventaja de que se conserva indefinidamente y no puede ser atacado por insectos.

Además de sus ventajas de conservación, algunos consideran que las raíces de ginseng rojo son más potentes que las del ginseng blanco de graduación similar.

Las raíces tienen una apariencia rojiza translúcida, similar en consistencia al caramelo duro. Es el ginseng más común de Corea y el que se destina a la exportación. La mayor parte se produce en la región de Songto.

Se recogen las semillas, las plantas y las raíces, intactas. Los tallos se eliminan, las raíces se lavan y se colocan en unas canastas de mallas grandes. Éstas se introducen en unas vasijas de barro con el fondo agujereado y tapas bien ajustadas. Las canastas se ponen sobre unos calderos de hierro con agua hirviendo. El vapor sube y pasa por los agujeros de las vasijas. Este proceso dura de 2 a 4 horas. Luego se esparcen las raíces dentro de unas canastas y se colocan suspendidas para que reciban el humo del fuego –que se mantiene encendido durante unos diez días–, tiempo en que se curan las raíces.

Durante este proceso, las raíces se hacen sumamente duras y su color cambia de un blanco ligeramente zanahoria a un rojo casi cerezo. Son difíciles de romper pero se quiebran, presentando una fractura vidriosa y brillante de color rojo translúcido.

Cuando en la etiqueta del producto pone ginseng (en lugar de ginseng rojo) es generalmente *ginseng blanco,* que se obtiene de las raíces jóvenes sin madurar y no alcanzan la alta calidad del ginseng rojo.

El ginseng curado en azúcar

Además del ginseng rojo, existe otro tipo menos conocido: el curado en azúcar, popular en algunas partes de Oriente. Primero se limpian y se lavan muy bien las raíces frescas. Después, se cubren con una solución azucarada caliente; azúcar blanca para un color claro, azúcar integral para un color oscuro. Se colocan las raíces sobre agua hirviendo y se vaporizan. Parte del azúcar se absorbe y la otra cae al fondo del cazo. Este azúcar se recristaliza en «azúcar de ginseng», el cual conserva el sabor del ginseng. Durante el proceso de vaporización se cubren varias veces las raíces con la solución azucarada caliente. Más tarde se separan y se secan al sol.

El ginseng siberiano
(Eleutherococcus senticosus)

La ex Unión Soviética ha realizado una amplia investigación en relación con las plantas medicinales del lejano Oriente, gracias a la cual se descubrió una planta muy potente de la familia del ginseng, el *Eleutherococcus senticosus,* también conocida como «ginseng siberiano». Es miembro de la familia de las araliáceas, a la que pertenece el ginseng. En ocasiones se la llama *Acanthopanax senticosus* o *Aralia manchuria.* Crece en el lejano oriente ruso, en Corea y en el norte de China.

El ginseng siberiano alcanza unos tres metros de altura cuando llega a su crecimiento total (tiene la apariencia de un arbusto grande), a diferencia del ginseng asiático que rara vez excede los treinta centímetros de altura. Al igual que sucede con el ginseng, la raíz es la parte de la planta que se destina al uso medicinal.

Los tallos de las hojas verde brillante son espinosos. Las flores, que nacen en racimos, son pequeñas, con pétalos de color blanco amarillento que dan origen a bayas azul oscuro. La planta florece en julio y agosto, y el fruto madura en octubre.

El *Eleutherococcus* se reproduce por semilla, nuevos brotes que se encuentran en las raíces o por acodadura, un método de reproducción que implica meter parcialmente dentro de la tierra una rama o tallo doblado sin separarlo de la planta principal. En la parte del tallo enterrado se forman nuevas raíces y se separa la nueva planta de la planta madre.

El *Eleutherococcus senticosus* o ginseng siberiano se descubrió por primera vez en estado silvestre en el territorio Primorye de Siberia. En la actualidad se cultiva en esta área aunque existen todavía algunos ejemplares silvestres. El precio del *Eleutherococcus* silvestre jamás se ha acercado al precio del ginseng asiático silvestre, porque el *Eleutherococcus* es mucho más abundante que el ginseng.

¿LO SABÍA?

Rasputín, que era siberiano, conocía esta planta y supo hacer muy buen uso de ella. El historiador Georges St. George asegura que la increíble habilidad de Rasputín para detener las hemorragias del *zarevich* Alexis se debía más a las propiedades del ginseng que al poder de sus oraciones.

Cuando el gobierno ruso comenzó a estudiar por primera vez el *Eleutherococcus senticosus*, lo hizo porque durante siglos ciertas tribus en Siberia habían usado dicha planta de forma medicinal. Los investigadores rusos deseaban saber por qué se tenía a esta planta tanta estima. Pero no todos los pueblos valoraban el poder del ginseng. Los «Oro» –el pueblo de la rama manchuria de la tribu *tungus-manchurios*– consideraban el *Eleutherococcus* una molesta amenaza cuando iban en busca del ginseng.

¿LO SABÍA?

Aunque la planta crece en muchas partes del lejano Oriente, abunda especialmente en las montañas Sikhote-Alin, donde ocasionalmente se encuentra también el ginseng asiático silvestre. Al caminar a través de los densos bosques de estas montañas, es sumamente fácil toparse con el *Eleutherococcus*. Los campesinos de la región lo recolectaban de cuando en cuando. Era sencillo recoger *Eleutherococcus* sin tener que aventurarse por las altas zonas montañosas.

En los plantíos de ginseng del lejano oriente ruso, el *Eleutherococcus* constituía la más molesta de todas las «malas hierbas» que plagaban estas plantaciones.

Ahora que ha surgido un mercado amplio para el *Eleutherococcus*, es difícil pensar que se le pueda seguir considerando «mala hierba».

RECUERDE QUE...

El *Eleutherococcus* produce efectos similares a los del ginseng. Sin embargo, existen algunas diferencias marcadas. El ginseng siberiano ha demostrado incrementar la capacidad física, y en cierta forma es más potente que el ginseng en este aspecto. En algunos estudios inconclusos también mostró ser más eficaz en el tratamiento de enfermedades por radiación, cáncer y ciertos tipos de diabetes. Asimismo, se cree que el *Eleutherococcus* es más efectivo para combatir los desequilibrios de la tensión. Normalmente se toma en forma de extracto o de tintura.

El extracto de *Eleutherococcus* se usa mucho en la ex Unión Soviética y se exporta a Europa y los Estados Unidos.

¿LO SABÍA?

Probablemente no existan dos plantas tan similares como el ginseng y la mandrágora (*Mandragora officinarum*) en relación con su historia y folklore. La raíz de la mandrágora recuerda también la forma humana. Debido a ello y a algunas leyendas referidas a esta planta, como la de que llora cuando la sacan, se confunde algunas veces con el ginseng. Estos dos vegetales son completamente diferentes y en botánica pertenecen a distintas familias.

La mandrágora es una planta de regiones cálidas, cuya raíz, en tubercúlo y bifurcada, evoca al cuerpo humano. Pertenece a la familia de los *solamaceae*, muy utilizada en la antigüedad en la brujería.

Sin embargo, ambas crecen en la oscuridad y se utilizan en casos de esterilidad o impotencia, aunque la mandrágora se destaca por ser un excelente excitante sexual.

El ginseng americano (*Panax quinquefolium*)

En Oriente –a donde se exporta– se lo conoce como *far kee sum*. Por lo general, se lo considera de menor valor que el ginseng oriental, ya que se cree que el clima y el suelo de Norteamérica es menos propicio para producir un buen ginseng que el clima de Oriente.

La venta del ginseng silvestre norteamericano comenzó casi inmediatamente después del descubrimiento, en 1.716, del *Panax quinquefolium,* cerca de Montreal. Todo cuanto se producía se destinaba a China a partir de la segunda mitad del siglo XIX, el precio del ginseng norteamericano subió de forma constante. Durante este periodo se comenzó a cultivar en Virginia. A principios del siglo XX se contaban unos veinte cultivadores en Estados Unidos. En 1.957, el ginseng silvestre americano alcanzó el precio máximo del mercado oriental. Después el precio bajó, no porque disminuyera la demanda sino por los costes de impuestos y transporte.

Como el uso del ginseng está mucho más extendido en Oriente que en los Estados Unidos, cerca del 95% del ginseng americano se destina a Oriente. La mayor parte se cultiva en Marathon Country, Wisconsin.

Aunque se acepta que el ginseng silvestre oriental es bastante más valioso que casi cualquier variedad de ginseng oriental cultivado, no existe un acuerdo real en cuanto al valor del ginseng silvestre americano y el cultivado. De hecho, en la actualidad, a causa de la escasez de la raíz silvestre, hay relativamente poco comercio con ella en relación con el ginseng que se exporta a Oriente. Por esta razón, los consumidores de ginseng americano en Oriente están familiarizados sólo con la variedad cultivada y no pueden establecer comparaciones entre las dos formas. El ginseng silvestre americano cuesta aproximadamente el doble que el de cultivo doméstico o el coreano, cosa que refleja más la escasez de su demanda.

Recolección de la planta silvestre

Una cierta cantidad de ginseng norteamericano se obtiene todavía mediante la recolección de la planta silvestre. En la actualidad, se pueden comprar raíces que han sido recogidas en los bosques, tanto frescas para replantar como secas para uso medicinal. En algunas zonas la planta está protegida por la ley, para salvarla de una amenaza de extinción.

La planta prefiere suelo rico, húmedo, abundante en humus y bien drenado. Búsquelo a la sombra de árboles como el haya, roble, arce, tilo, alerce americano y cedro. Nunca lo encontrará en claros o áreas soleadas.

La mejor época para recolectar raíces es el final del otoño, porque sólo en esta época se puede determinar la antigüedad por el largo de la hoja y el número de bayas. Únicamente se pueden recoger las plantas que tengan por lo menos tres años. Si la planta tiene un tallo de unos veinte centímetros o más, con dos o más tallos de hoja, es un indicio de que la planta puede ser extraída. Asimismo, una abundancia en bayas por lo general indica que la planta es vieja. Muy pocas plantas producen semillas durante los primeros dos años. Hay que cavar y extraer la raíz con cuidado para que no se corte o perfore.

Después de sacar la raíz, elimine los tallos dejando unos dos o tres centímetros por encima de la raíz. A continuación lave las raíces concienzudamente, usando, si es necesario, un cepillo no abrasivo. Una vez eliminada la tierra, deben secarse las raíces bajo el sol o sobre una fuente de calor dentro de la casa (este calor no debe exceder los 100º). Cuando se pongan a secar deben colocarse las raíces en canastillas o mallas de estopilla de algodón, ya que permiten la libre circulación del aire en toda la superficie de la raíz. Debe tenerse en cuenta que las canastillas que se utilicen deben ser de un material que no se pueda corroer con la humedad de las raíces, en caso contrario –como las de tela metálica o de hierro–, las raíces tomarán un sabor metálico. Es muy importante que las raíces queden duras como un hueso, en otras palabras, no debe quedar ni el más mínimo rastro de humedad en la raíz. Aunque aparарentemente estén secas pueden estar húmedas por dentro. Si esto llega a suceder, la raíz se enmohecerá en pocos días. Una vez secas, coloque las raíces en un recipiente herméticamente cerrado. Etiquételo con la fecha de la recolección y la localidad en que fueron encontradas.

EL CULTIVO DEL GINSENG

SU HÁBITAT NATURAL

En estado natural, el ginseng se desarrolla en terreno margoso, cerca del arce, el haya, el roble, etc. Estos árboles le proporcionan la sombra adecuada y lo protegen de los rayos del sol. Sus condiciones de crecimiento son muy especiales: por ejemplo, la temperatura no debe exceder los 24 °C y la planta deberá estar bien aireada.

El suelo tendrá que ser húmedo, pero no demasiado; pocas veces se encuentra en lugares muy húmedos o en aguas estancadas. La raíz tarda seis años en madurar y existen plantas que sobrepasan los cien años. En Corea, por ejemplo, puede encontrarse alguna raíz con más de cuatro siglos.

A pesar de su origen chino, desde el siglo XVI el ginseng se ha cultivado en Corea, que es hoy el principal productor para su exportación.

A falta de su hábitat –que es la sierra– para su cultivo se escogen tierras elevadas entre 36 y 38 grados de latitud, secas y de clima frío orientadas al norte, bien irrigadas pero sin mucha humedad. La precipitación ideal de lluvias anuales es de 1.300 mm, las nevadas ligeras ayudan. El pH de la tierra debe tener entre 5,6 y 6 grados de acidez. Las eras suelen construirse de forma rectangular y estar protegidas con unos techos de bambú y paja bien cerrados, ya que el ginseng sólo crece en la oscuridad o bajo una luz muy tenue.

SU CULTIVO Y REPRODUCCIÓN

Las semillas se sembrarán en septiembre u octubre, a una profundidad de 8 centímetros en pequeñas zanjas de más o menos la misma distancia una de otra. El suelo debe de estar húmedo y libre de gusanos u otros insectos. En febrero del segundo año de haber sido plantado, la raíz adquiere una textura tierna y de color blanco. La planta, de tallo rojizo y recto se divide en pequeñas ramas y hojas en ángulo casi recto al tallo, delineando así más o menos la forma que tendrá en su madurez.

Al año siguiente –durante el mismo mes– las plantas se transplantarán a eras cercanas, cinco o seis en cada hilera transversal, con zanjas de riego entre las hileras de las plantas. En esta segunda era las plantas permanecen un año. Después, se trasplantan a una tercera era donde se siembran más separadas unas de otras. Doce meses más tarde se vuelven a trasplantar, esta vez a sus eras definitivas, donde permanecerán de dos y medio a tres años.

Durante los primeros años de crecimiento el ginseng requiere muchos cuidados. Es en este periodo cuando absorbe casi todos los minerales y sustancias nutritivas del suelo. Debido a ello, a menos que se realice un buen abonado biológico de la tierra, el terreno en el que haya crecido el ginseng deja de ser fértil de ¡diez a cuarenta años!

Durante el otoño del séptimo año maduran las semillas –blancas, bastante planas y redondas– y se recolectan. Salen de un tallo corto que nace del tallo principal, de donde crecen las ramas en forma horizontal. Las semillas tendrán que secarse al sol y almacenarse en un lugar seco.

También puede obtenerse plantas nuevas de ginseng extrayendo las raíces viejas que se desarrollan cerca de la corona. Maduran al cabo de dos o tres años.

Resulta fascinante observar el crecimiento de la planta. Ésta duerme desde el otoño hasta el mes de abril. Tras la primera estación, las tres grandes hojas del pequeño germen habrán desarrollado un brote, en la punta del tallo, que producirá hojas y tallo al año siguiente. Lo asombroso es el movimiento de ese brote, llamado «cabeza», a derecha e izquierda, dirigiendo la formación de la planta año tras año. Tras cuatro años, el tallo será grueso como un lapicero, y de unos 30 cm de alto. Pronto formará un racimo de bayas, protegido por las dos hojas pequeñas y las tres grandes. En junio del cuarto año, una pálida flor verde aparecerá en cada una de las bayas. En septiembre, las bayas se habrán vuelto de color carmesí, atrayendo a los pájaros que esparcirán las semillas.

En este momento, tanto las raíces como las semillas están listas para ser cosechadas. Es normal encontrar muchas raíces alrededor de una planta a punto de recolectarse, pero sin tallo, bayas ni flores. No deben arrancarse, ya que todavía no están maduras. Será necesario que permanezcan en el suelo hasta que se formen los tallos y hojas que ayuden a la raíz a fijar su elevado número de sustancias activas y medicinales.

El desgaste de la tierra no es preocupante si se regenera y abona adecuadamente. Hay que pensar que su cultivo puede ser muy rentable a pesar de todos los desvelos que requiere. Para conseguir las raíces –lo que asegurará su posterior reproducción en un considerable tanto por ciento– es necesario dirigirse a los mercados de Extremo Oriente: Japón (en especial a la isla de Hokkaido, al norte), China y sobre todo a Corea.

El ginseng podría cultivarse en España en algunos climas concretos. Lo ideal es conseguir algunas plantas jóvenes y silvestres, preferentemente del bosque, si fuera posible de Norteamérica o el Extremo Oriente. Las raíces jóvenes son las que aguantarán el trasplante y enraizarán mejor. El cultivo de la planta requerirá abonado natural y acolchado.

TRATAMIENTO AL VAPOR Y SECADO

Las raíces frescas deben tratarse para preservar su esencia vital y hacerlas más potentes frente a los parásitos y la humedad.

Cada raíz se lava a mano y se cepilla con un cepillo suave a fin de quitar las partículas de tierra. A continuación, se coloca en una canasta y se trata al vapor.

Hay dos formas de secar el ginseng: artesanalmente, al sol, pero sin exponerlo directamente a sus rayos (las raíces se colocan en una estantería y se les da la vuelta de vez en cuando). Tardarán un mes y medio en secarse completamente. Actualmente se seca en un horno de carbón con ventilación especial en el que debe permanecer durante varias horas.

Cuando las raíces estén completamente secas se guardan en botes herméticos, en un lugar seco y al abrigo de la luz.

EL MONOPOLIO DEL GINSENG

El gobierno de Corea autoriza su cultivo a todos los agricultores, pero éstos están obligados a vender toda la cosecha de las raíces que tengan 6 años o más al monopolio. Una vez allí, las raíces se clasifican según la calidad. Las de baja calidad se venden de nuevo a sus cultivadores, quienes normalmente las mezclan con raíces jóvenes y las venden como ginseng blanco.

La oficina del monopolio elige sólo las raíces de alta calidad para fabricar el ginseng rojo. Con él fabrica varios tipos de productos, tales como los extractos, el polvo, el té, las tabletas, etc.

RECUERDE QUE...

- Los productos que en la etiqueta ponen ginseng (en lugar de ginseng rojo) se elaboran generalmente con ginseng blanco, que se obtiene de las raíces jóvenes sin madurar y no alcanzan la alta calidad del ginseng rojo.

- En Corea cada plantación debe estar registrada por el gobierno, que controlan los precios y la calidad del producto. El cultivo, tratamiento y venta del ginseng blanco se realiza bajo la supervisión de compañías privadas controladas por el gobierno. La cosecha de ginseng rojo está reservada al monopolio que, hasta 1.977, sólo lo exportaba.
- El ginseng rojo se envía principalmente al sudeste de los países asiáticos y al mercado europeo y americano. La oficina del monopolio prepara las raíces de ginseng rojo de varias formas: té, extractos, cápsulas, etc., que vende a dos compañías privadas –bajo supervisión del gobierno– que es el distribuidor exclusivo en todo el mundo.
- Después de la cosecha, el suelo pierde todos sus oligoelementos y tiene que ponerse en barbecho durante doce años, lo que explica el precio tan elevado del producto.

PROPIEDADES DEL GINSENG

La farmacopea china se refiere continuamente al ginseng como una panacea para toda clase de enfermedades. Sus aplicaciones se han ampliado tanto que actualmente se pueden preparar más de trescientos sesenta y cinco recetas distintas con el ginseng. Los pueblos orientales creen que el ginseng puede prolongar la vida.

En el siglo XVIII un herbolario chino, Li Chung Yun, desarrolló su propio sistema rejuvenecedor que consistía en beber diariamente té de ginseng, comer abundante fruta y verduras, consumir sólo agua mineral y mantener la mayor serenidad posible. Según registros del gobierno chino, vivió 256 años. Sin embargo, la verdadera causa de la difusión del ginseng a través de miles de años se encuentra en sus particularidades como afrodisíaco. Los antiguos pueblos orientales lo consumían antes del acto sexual, y también después, a fin de recuperar energías.

En el año 1.969 los científicos europeos descubrieron que el extracto de una planta oriental, añadido a células humanas en cultivo, prolongaba su vida, preservándolas más allá del tiempo normal. Naturalmente, esto llevó a más experimentos y en poco tiempo el mundo científico llegó a saber mucho acerca de dicha raíz, que con el nombre botánico de *Ginseng panax* en el año 1.972 ya estaba de moda como tónico para prolongar la vida.

¿LO SABÍA?

La utilización del ginseng como medicina empezó hace siete mil años por lo menos. Los emperadores chinos fueron los primeros en usarlo para vencer el paso del tiempo y recuperar energía. Quizá por esa razón es la planta más apreciada en toda la historia de la medicina oriental, llega a cotizarse su peso en oro y, hasta 250 veces, su peso en plata.

En 1.918 recibió de Carl Meyer su nombre científico, derivado del griego panox, que significa «lo que sana todo», término del que deriva también la palabra panacea. Esto nos da una idea de su importancia medicinal, y desde luego para los chinos es todavía la medicina por excelencia. Generalmente se mastica la raíz o se toma en infusiones o se preserva en alcohol (un sorbito diario es suficiente).

Pero ¿para qué sirve el ginseng? ¿Es verdad todo lo que se dice acerca de esta planta? Según los libros clásicos de medicina china, el ginseng se empleó para curar lo que ellos llaman «las cinco vísceras»;para armonizar energías, fortalecer el espíritu, quitar el miedo y las sustancias tóxicas del cuerpo, alegrar el alma, abrir el corazón y mejorar el pensamiento. Su consumo continuo da vigor al cuerpo y prolonga la vida. De esa descripción de las propiedades del ginseng en la Farmacopea de Shen Nung podemos ver que una vez más estamos en presencia de una planta somatésica. Las cinco vísceras son los cinco sistemas básicos del cuerpo, cada uno relacionado con los cinco elementos y su grado de polaridad Yin/Yang. La salud del cuerpo, según la medicina china, depende del equilibrio entre esos dos polos opuestos y, la enfermedad es la falta de equilibrio. Las plantas medicinales que mantienen ese equilibrio se llaman somatésicas y no son estrictamente curativas, sino preventivas. Ejemplo de ellas son el ginseng, el ajo y el *Eleutherococcus*, entre otras.

EN RESUMEN

Los remedios llamados somatésicos, como el ginseng, el ajo, el *Eleutherococcus*, etc. en realidad estimulan y aumentan las respuestas hormonales del organismo. Por eso insistimos que actúan sobre el cuerpo, donde haga más falta su ayuda.

Muchas de las propiedades del ginseng se deben a su compleja composición química. Los hidratos de carbono, proteínas, vitaminas, minerales y oligoelementos que se encuentran en el ginseng son muy importantes para el organismo; de la misma forma que las sustancias mucilógenas y por sus efectos en la actividad hormonal.

El ginseng es rico en vitaminas del grupo B y en sales minerales (principalmente potasio, calcio y hierro), además de oligoelementos: cobre y manganeso. También contiene abundante vitamina C y aminoácidos como la arginina, lisina, valina, metionina y glucósidos contribuyen de manera notable a potenciar su capacidad tonificante.

En líneas generales es posible afirmar que el ginseng presenta la siguiente composición química: seis glucósidos, catorce aminoácidos, dieciséis sales minerales y vitaminas y oligoelementos.

El análisis del ginseng presenta un cuadro muy complejo de varios elementos, pero el componente más activo pertenece al grupo de las saponinas, una sustancia de la misma familia que nuestro humilde jabón. En el jabón el factor soluble en agua es alcalino, mientras que en el ginseng es una molécula de azúcar. Por eso, a dichas saponinas se les da el nombre de glucósidos. En las plantas esas sustancias son de dos tipos: terpenoidal y esteroidal. Estas sustancias abundan en el reino animal. Son el colesterol, la cortisona, los estrógenos, la progesterona, la testosterona, la vitamina D y muchas otras sustancias. Encontramos ejemplos de glucósidos terpenoidales en una gran variedad de plantas, como el regaliz, el tomillo, la remolacha y la hiedra que posee su aceite esencial constituyen una saponina soluble. Puesto que toda criatura viviente está compuesta de tejidos acuosos, el carácter hidrófilo de las saponinas les confiere el poder de penetrar los tejidos, cosa que no pueden hacer los aceites puros.

UN EXTRAORDINARIO ADAPTÓGENO

Un adaptógeno es un regulador del organismo. Se trata de una sustancia que aumenta la resistencia y fortalece los mecanismos de defensa del cuerpo y restablece el equilibrio y la salud si éste ha estado desordenado. Eleva la capacidad para adaptarse y actúa en caso de necesidad.

Es difícil determinar el funcionamiento del ginseng como adaptógeno, pero la explicación parece estar en su influencia sobre los nervios y las hormonas. La reacción de nuestro cuerpo frente al medio ambiente está regida por sus sistemas de comunicación. Si el ginseng aumenta la eficiencia de los sistemas nervioso y hormonal, no es de extrañar que mejore la coordinación de las fuerzas defensivas del organismo.

En efecto, existen pruebas de que el ginseng estimula algunas glándulas que rigen la producción hormonal. Un estudio chino afirma que «la planta actúa directamente sobre las glándulas suprarrenales para aumentar la resistencia del cuerpo».

Es muy probable que el ginseng actúe a través de las hormonas y algunos otros casos; como lo ha demostrado el profesor Petkov, por la estimulación directa del sistema nervioso, mientras que en otras ocasiones se desconocen sus efectos sobre el metabolismo y los tejidos orgánicos.

¿Qué es un adaptógeno?

Uno de los primeros investigadores que desveló la existencia de las plantas adaptógenas fue el profesor Israel I. Brekhman, de la Academia de Ciencias de la antigua ex Unión Soviética.

Los adaptógenos han de cumplir con los siguientes criterios para ser considerados como tales:

- Su acción es general y no específica, actuando a través de numerosos factores del metabolismo.
- Tienen un efecto tónico, normalizador y regulador, independientemente de los problemas de salud que se presenten.
- La sustancia no ha de tener ningún efecto secundario y no provocar alteraciones fisiológicas.

Los adaptógenos tienen la propiedad de:

- ***Estímular de las glándulas suprarrenales.*** Al regular la secreción de adrenalina mejoran la respuesta ante el estrés, controlan la secreción de cortisol, una cortisona interna que regula el proceso de la inflamación que al ser segregada desde dentro, no tiene los inconvenientes que el tratamiento con cortisona externa provoca en la medicina alopática.

- ***Tonificar el sistema nervioso central.*** Razón por la cual la mayoría de plantas adaptógenas se han utilizado como tónicos y estimulantes nerviosos.

- ***Aumentar la producción de anticuerpos.*** Es quizá el efecto que ha puesto en boga la utilización de adaptógenos. Aumentan la capacidad de defensa orgánica, tanto en lo que se refiere a inmunidad celular como humoral. Algunos estudios sugieren que ciertas plantas adaptógenas pueden disminuir las lesiones causadas por la acción de agentes químicos y físicos (como por ejemplo las radiaciones) sobre la médula ósea, que es la productora de las células responsables de la inmunidad.

- ***Aumentar la resistencia física.*** Resulta evidente que el ginseng o el *Eleutherococcus,* no sólo son estimulantes del sistema nervioso, sino que también aumentan la resistencia y la energía física.

- ***Incrementar la tolerancia a la glucosa.*** Ninguna planta adaptogénica tiene un efecto netamente antidiabético. Sin embargo, tienen la propiedad de compensar el desgaste físico del organismo. Los diabéticos podrían beneficiarse de su acción.

¿LO SABÍA?

Curiosamente, gran número de plantas utilizadas como adaptógenos tienen unas condiciones de vida muy duras, diríamos «estresantes». Suelen vivir en climas o terrenos pobres o áridos. El Dr. Filatov dice que los tejidos estresados, sean de plantas o de animales, producen sustancias protectoras y estimulantes que pueden extraerse para uso médico.

RECUERDE QUE...

El ginseng, con su poder de «adaptógeno», podría ser la medicina por excelencia contra el estrés. Una medicina inofensiva que permite restablecer la normalidad en el proceso orgánico; una medicina del pasado que podría convertirse en la medicina del futuro.

POTENCIA LA AGILIDAD MENTAL

El ginseng estimula la circulación sanguínea. Es un estupendo normalizador de las funciones cerebrales. Estimula la actividad mental (el funcionamiento de las células del cerebro). Tonifica la sustancia gris de la corteza cerebral y potencia la agilidad mental.

Buena parte de todos esos efectos del ginseng sobre el organismo son debidos a su composición química rica en minerales. El ginseng posee abundante potasio, un mineral imprescindible para el crecimiento y el fortalecimiento del organismo. Es un excelente estimulante y tonificante contra el cansancio físico y mental. La ausencia de potasio en el organismo da lugar a una creciente fatiga mental y disminución sensible de las facultades intelectuales.

Es un restaurador de la memoria. En el tratamiento de pacientes que han sufrido conmoción cerebral, el *Eleutherococccus* a menudo disminuye el periodo normal de recuperación. También ha mostrado ser de gran valor en el tratamiento de estados depresivos y asténicos (cuyos principales síntomas son: fatiga excesiva, desmayos, vértigos y dolor muscular).

FORTALECE EL CABELLO, DIENTES Y UÑAS

Para problemas de pérdida de cabello el ginseng produce resultados muy alentadores, ya que el potasio aportado por la raíz regula la salud y el crecimiento de los tejidos capilares.

El ginseng contiene calcio, hierro y cinc, tres minerales esenciales para las uñas, pues favorecen su crecimiento y proporcionan resistencia y brillo. Su alto contenido en proteínas y vitaminas multiplica considerablemente su efecto. El calcio contribuye a la conservación de la salud de los huesos, dientes y uñas.

REGULA EL ORGANISMO, ESTIMULA LA FORMACIÓN DE HEMOGLOBINA

El ginseng contiene hierro, cobre y manganeso. Estos tres minerales están asociados a la formación de hemoglobina. El ginseng promueve la formación de la hemoglobina eficaz aliado de las personas afectadas de anemia en cualquiera de sus manifestaciones y variantes. Sus efectos son inmediatos, un tratamiento de 15 o

20 días con ginseng produce reacciones muy favorables aún en anemias agudas. Resulta óptimo en casos de debilidad y en personas convalecientes, periodos postoperatorios, o después de un tratamiento con antibióticos.

CONTRA LA ARTRITIS Y EL REUMATISMO

Se ha comprobado que la composición química del ginseng es eficaz contra la artritis y el reumatismo, no sólo calma los dolores sino también combate las causas generadoras de esas enfermedades, que la mayoría de veces surgen como consecuencia de una acumulación de ácidos en el organismo.

¿LO SABÍA?

Sobre la eficacia del ginseng contra la artritis y el reumatismo, existen antecedentes muy antiguos, que se remontan por lo menos al año 1.200, cuando en lo que hoy es la República Popular de China los campesinos comprobaron que el té de ginseng calmaba dolores muy agudos.

REJUVENECE LAS GLÁNDULAS SEXUALES

El ginseng absorbe de la tierra considerables cantidades de sustancias radiactivas que tienen la propiedad de rejuvenecer y fortalecer las glándulas sexuales. Esas sustancias operan además como restauradoras de la salud en general y, unidas a otros elementos que posee el ginseng, provoca un estado general de bienestar que se refleja en mayores dosis de energía y en un incremento de la potencia sexual. El ginseng combate la impotencia y estimula el apetito sexual.

Es efectivo en caso de molestias de la menopausia, reduce y elimina gradualmente los trastornos agudos. Tres dosis diarias son suficientes para lograr buenos resultados, especialmente en lo que tiene que ver con dolores, depresión, cansancio, problemas nerviosos y un estado de malestar general producido por cambios del organismo.

El ginseng refuerza, regula y restaura el buen funcionamiento de las glándulas endocrinas encargadas de la secreción hormonal.

¿LO SABÍA?

Los aristócratas orientales pagaban fortunas por las más perfectas raíces que guardaban como talismán o para consumirlas y satisfacer a sus amantes. Era costumbre consumir ginseng antes de mantener relaciones y también después para restaurar energías.

EL GINSENG Y LA RESISTENCIA

Muchas personas toman ginseng con la ilusión de sentirse más activas si están cansadas o fatigadas al final de un día pesado. Esperan que actúe como el café, aliviando temporalmente la sensación de cansancio.

El ginseng actúa de forma tal que, al principio, puede uno no advertirlo. En lugar de considerar al ginseng como un estimulante, sería más apropiado decir que aumenta la resistencia y tiende a retrasar o prevenir el agotamiento. Los consumidores de ginseng advierten su efecto al final de una semana de arduo trabajo.

¿LO SABÍA?

Los soldados chinos, japoneses y vietnamitas lo llevaban al combate para contrarrestar los efectos del estrés, en casos de heridas para prevenir los efectos de las contusiones, y como estimulante durante las largas horas de guardia.

El ginseng reduce a una mínima expresión los efectos de la fatiga sobre las terminaciones nerviosas, evitando así el cansancio muscular. De esta manera favorece ampliamente el esfuerzo físico y mantiene el vigor.

¿LO SABÍA?

Según se ha podido comprobar por medio de muy serias pruebas científicas, el ginseng aumenta la resistencia física entre un 30 y un 65 %. Pruebas realizadas con deportistas, por ejemplo, demostraron que un tratamiento con ginseng otorga mayor elasticidad a los músculos, reduce los efectos de la fatiga y brinda casi un 48 % más de capacidad física. En Suiza, Alemania y Francia, donde el ginseng es actualmente una medicina natural muy usada, nadadores, futbolistas y boxeadores lo ingieren a diario, y coinciden en afirmar que ello les proporciona «más fuerza y resistencia».

EFICAZ CONTRA EL ESTRÉS

El éxito del ginseng se debe a su eficacia probada ante el estrés como lo demuestran distintos experimentos científicos. El rendimiento de los trabajadores en las fábricas de la ex Unión Soviética, por ejemplo, y más recientemente aún, los éxitos de los atletas rusos son prueba de ello.

¿LO SABÍA?

Desde que los cosmonautas soviéticos y estadounidenses se sometieron a tratamientos basados en dosis considerables de ginseng, el mundo moderno supo lo que muy antiguas civilizaciones ya sabían: el ginseng es ideal para combatir los efectos de la tensión nerviosa y el estrés.

En numerosas pruebas de resistencia física y psíquica se ha confirmado que con el ginseng el organismo soporta mayores esfuerzos con menos fallos y errores. Además, en las situaciones que producen miedo o estrés, el ginseng actúa de una manera directa. No afecta, por ejemplo, al sueño, como lo hacen otros estimulantes, como la cafeína, por ejemplo.

La gran mayoría de los estudios sobre los beneficios del ginseng se han realizado en Japón, Corea y sobre todo en la ex Unión Soviética, donde se practica como medicina natural. El ginseng no sólo se recomienda en casos de estrés o debilidad, también es beneficioso para las personas tratadas alopáticamente de cáncer, porque su ingestión permite soportar las dosis de radioterapia y de medicamentos para combatir la enfermedad en cuestión.

El estrés afecta principalmente al hipotálamo, a la pituitaria, glándula endocrina situada inmediatamente detrás de la raíz nasal y las glándulas suprarenales, situadas en la parte superior de cada riñón.

El ginseng es un tónico que estimula la glándula pituitaria, reguladora del organismo. Los efectos del ginseng sobre el sistema nervioso y algunas de sus propiedades lo hacen un enemigo implacable contra la fatiga física y el cansancio mental. Suaviza los estados nerviosos, disminuye notablemente los efectos del estrés, combate la depresión, elimina la irritabilidad y tonifica el sistema nervioso.

¿LO SABÍA?

Una de las razones por las cuales algunos adaptógenos se han hecho muy populares (como por ejemplo el ginseng, es por su capacidad de dar «marcha» al organismo superando o adaptándose a las situaciones de estrés.

El estrés nos obliga a superarnos. Produce una respuesta del hipotálamo que se transmite a la hipófisis y que estimula las glándulas suprarenales, las que segregan la adrenalina y las hormonas corticoides (cortisol, especialmente). Estas hormonas provocan un aumento de la frecuencia cardiaca de la presión arterial, aumentan las concentraciones de glucosa en la sangre e inhiben la médula provocando una disminución de la respuesta inmunitaria (que no de inmunidad). La adrenalina es la hormona que, segregada por las glándulas suprarrenales, pone en marcha los mecanismos de defensa o de alerta corporales. Nos pone en estado de alerta. El problema surge cuando la excesiva vida «adrenalínica» que llevamos nos obliga a consumir más y más de esta hormona y nuestras defensas bajan. La gran ventaja del ginseng es que aumenta el estado de alerta sin estimular la sobreproducción de adrenalina y de otras hormonas como el cortisol.

NORMALIZA LA PRESIÓN ARTERIAL Y PREVIENE LA ARTERIOSCLEROSIS

En el caso del sistema cardiovascular se ha observado su efecto beneficioso sobre el nivel de colesterol en la sangre. Según los científicos rusos, también es un preventivo eficaz contra la arteriosclerosis. Sus resultados son extraordinarios en los casos de hipertensión. El doctor E. Suk Sohn, director del Departamento de Medicina Interna de la Universidad Manyang de Seúl, Corea, recomendó la dosis de un gramo diario tanto en el caso de presión alta como en el contrario. Esto significa que el ginseng normaliza y estabiliza la presión arterial.

REGULA LA CONCENTRACIÓN DE AZÚCAR EN LA SANGRE

Por otra parte, en los casos de una elevada concentración de azúcar sanguínea, especialmente en la diabetes senil, el ginseng tiene un efecto regulador, porque estimula de manera natural las células beta del páncreas y su acción sobre la pituitaria.

EL GINSENG Y LA VEJEZ

Las personas de avanzada edad sufren más que los jóvenes. El mismo proceso de envejecimiento implica un estrés: los cambios en el metabolismo de un cuerpo que ya no tiene el vigor y la resistencia de cuando era joven. Muchos ancianos sufren de depresión y son muy vulnerables a toda clase de enfermedades, sobre todo gripe, bronquitis, resfriados y arterosclerosis. Resisten mal tanto el calor excesivo como al frío; sufren de pérdida de memoria y otras facultades intelectuales. Suelen tener tendencia a padecer reuma, problemas odontológicos y de nutrición. Nada mejor que una medicina capaz de estimular las facultades de las personas mayores pero sin efectos secundarios nocivos.

¿LO SABÍA?

Charles De Gaulle, de una memoria prodigiosa, era un adepto al ginseng. Escribió sus memorias después de los 70 años. Dicen que tenía la costumbre de regalar también ginseng a sus colaboradores.

Estudios recientemente realizados en Alemania, con unos 540 pacientes de instituciones geriátricas demostraron una mejoría considerable en las facultades mentales, con ausencia de depresiones, control de la tensión arterial y de la glucosa en la sangre.

Durante otra prueba de este mismo tipo, en Italia, en personas que siguieron el tratamiento consiguieron los mismos resultados que el grupo anterior. El ginseng es sin duda la medicina ideal para prevenir el deterioro físico y psíquico de la vejez.

EN RESUMEN:

- Es un excelente regulador del organismo y un gran adaptógeno.
- Normaliza y equilibra la presión sanguínea (tiene efectos benéficos sobre la hipertensión y la hipotensión).
- Protege el sistema cardiovascular y estimula la circulación sanguínea.
- Mejora la actividad mental (estimulando el funcionamiento de las células del cerebro). Tonifica la sustancia gris de la corteza cerebral y potencia la agilidad mental.
- Normaliza la concentración de azúcar en la sangre.
- Es un rejuvenecedor de las glándulas sexuales (equilibrando el correcto funcionamiento de las glándulas endocrinas).
- Aumenta la resistencia física y psíquica. Es un buen aliado contra el estrés.
- Es un gran resconstituyente especialmente indicado en casos de debilidad, convalescencia, anemia, etc.
- Ayuda al correcto funcionamiento de los órganos afectados por el proceso de envejecimiento: prolonga el estado de salud pese al paso de los años, combate eficazmente algunas de las afecciones más serias provocadas por la vejez y la senilidad, conserva la flexibilidad de los músculos, favorece la memoria y, en general, mantiene el organismo en buenas condiciones.
- Evita la calvicie y la pérdida de los dientes, la convierten en una real «fuente de juventud». Sin duda se trata de una raíz con cualidades excepcionales, como remedio, tónico y reconstituyente.

Aunque los efectos del ginseng son beneficiosos para el organismo en general, quienes disfrutan de una vida sana y activa no deben utilizarlo durante más de tres semanas seguidas. Tampoco debe administrarse en casos de inflamación aguda o de depresión y ansiedad.

INVESTIGACIONES Y ESTUDIOS SOBRE EL GINSENG

Debido al éxito obtenido en sus múltiples usos como agente curativo, los científicos occidentales se han interesado por el verdadero valor medicinal de la raíz. Destacamos algunos informes:

Según el doctor Brekhman (de la ex Unión Soviética), el ginseng estimula tanto las actividades físicas como las mentales, da fuerza y protege el organismo después de un prolongado esfuerzo. Un preparado de ginseng estimula y mejora el trabajo de las células cerebrales. No se observa ningún efecto secundario. A él se deben los primeros estudios sobre la efectividad del ginseng (*Panax ginseng*) y del ginseng siberiano (*Eleutherococcus senticosus*). Ya en 1969, el doctor Brekhman y sus colaboradores presentaron un concepto de los remedios adaptogénicos como aquellos que sirven para incrementar la resistencia no específica frente a influencias externas de muy diverso origen, sobrepasando el concepto clásico de las plantas tonificantes.

Comprobó que tanto el ginseng como el *Eleutherococcus* estimulan el funcionamiento de las glándulas endocrinas, particularmente la hipófisis, las suprarrenales y sexuales.

Por ejemplo, en un estudio se expusieron gallinas a un frío intenso durante un periodo de dos meses. A un grupo se le suministró a diario *Eleutherococcus* en extracto y al otro grupo no. Las gallinas que tomaron *Eleutherococcus* continuaron poniendo huevos como si no hubieran sido expuestas al frío; pusieron más del doble de huevos que el otro grupo.

Los científicos *Hikohichi Oura y Susumo Iliai* manifestaron tras varios experimentos: «El ginseng parece estimular el metabolismo en el hígado».

El investigador *K. Karzel* del Departamento Farmacológico de la *Universidad de Bonn* añade en un informe sobre los efectos farmacológicos del ginseng: «Los extractos de ginseng aumentan o bajan la presión de la sangre, según sean las necesidades de cada persona.»

El profesor *V. Petkov* de la *Facultad de Farmacología de Sofía (Bulgaria)*, afirma: «El ginseng estimula la corteza suprarrenal, mejora la memoria, acelera el aprendizaje e incluso regula la actividad de la mente.»

Los doctores Brekhman, W. Serner y Kitagawa demostraron en 1.969 que el ginseng tiene un efecto antifatiga.

El investigador *M. Kimura* descubrió en 1.973, la capacidad del ginseng para contrarrestar la diabetes.

Existen muchos más informes sobre el ginseng, demasiado amplios para exponerlos aquí. Pero el hecho más interesante es que todos los resultados confirman lo que los países orientales vienen diciendo desde hace 5.000 años sobre sus efectos medicinales.

EN COREA

Los estudios sobre el ginseng empezaron hace unos 1.000 años, pero las investigaciones científicas son relativamente recientes (se iniciaron en la década de los setenta) y, actualmente, existen muchos trabajos sobre el tema, no solamente en Corea, principal productor mundial, sino en otros países. Se están realizando también estudios sobre el cultivo del ginseng.

La sección tecnológica del Instituto Tecnológico del Monopolio Central, que está afiliado a la oficina del monopolio, tiene a su cargo los estudios del ginseng. En 1.971 se fundó un instituto de investigación independiente.

EN LA EX UNIÓN SOVIÉTICA

Los rusos fueron los pioneros de las investigaciones. Parece ser que llevaron a cabo algunos estudios antes de la Segunda Guerra Mundial. Se interrumpieron durante los enfrentamientos bélicos y no se reanudaron hasta principios de la guerra de Corea, cuando se apropiaron de toda la producción coreana de ginseng. Esta dotación fue suficiente para proporcionar material de investigación para muchos estudios más. Los resultados clínicos logrados permitieron la introducción del ginseng en las clínicas rusas.

De todos los adaptógenos posibles estudiados en la ex Unión Soviética, el *Eleutherococcus senticosus* (ginseng de Siberia) y el *Panax ginseng* fueron clasificados como los primeros por sus propiedades curativas.

A partir de las investigaciones realizadas por Breckhman y su equipo, se llegaron a las siguientes conclusiones:

- Estimula la actividad física y mental. Su acción es más notoria con pacientes cansados o débiles.
- Fortalece y protege al organismo humano expuesto a un esfuerzo severo y prolongado.
- Estimula el funcionamiento de las glándulas endocrinas y, particularmente, la hipófisis o pituitaria, las suprarrenales y las glándulas sexuales.
- Reactiva el funcionamiento de las células del cerebro. Es tonificante de la sustancia gris de la corteza cerebral y capaz de combatir enfermedades nerviosas y trastornos sicosomáticos, aumentando la actividad intelectual.
- Carece de efectos secundarios.
- Protege al organismo de la radiactividad y de los efectos secundarios indeseables de las medicinas.

Otros ejemplos que demuestran los beneficios del ginseng son:

- Se suministró a 52 pacientes con trastornos mentales del Hospital Kaschenko (ex Unión Soviética) y 22 mejoraron notablemente.
- Desde 1.966 la tintura de ginseng se utiliza oftálmicamente como tratamiento en la opacidad de la córnea.
- En 1.965, 152 niños que sufrían los efectos de la polio después de un tratamiento con ginseng de mes y mediode duración recuperaron el tono muscular de cadera y rodillas.
- En 1.963 N.V. Lazarev informó que: «El extracto de ginseng inhibe el crecimiento de tumores malignos en más del 48 % de los casos». Está comprobado que en los humanos el cáncer se

desarrolla mayormente en las personas de menor resistencia. En la ex Unión Soviética se comprobó que el ginseng retrasa el crecimiento de adenomas (tumor del epitelio) y previene los tumores causados por un desorden hormonal o endocrino.

El ginseng combinado con vitaminas es especialmente recomendado en casos de:

- Pacientes que sufren pérdida de memoria y torpeza de entendimiento.
- Pacientes que sufren de astenia, fatiga física y mental.
- Pacientes convalecientes de una enfermedad grave o intervención quirúrgica.
- Adictos al alcohol y a las drogas.

LA CALIDAD DEL GINSENG

El precio del ginseng es alto. Una de las principales razones son los problemas que origina su cultivo y el tiempo que se requiere. Del mismo modo, en el mercado de los objetos valiosos (obras de arte, pinturas, joyas, etc.) existen muchas falsificaciones de la raíz. Los japoneses son especialistas en la materia. El ginseng japonés que proviene de Hokkaido, una provincia al norte de Japón, se envía a Hong Kong en donde se falsifican las mejores raíces.

La calidad y el precio del ginseng dependen de varios factores:

- Raíz silvestre o cultivada.
- Procedencia.
- Grado de madurez.

Universalmente se acepta que el ginseng silvestre oriental es bastante más valioso que casi cualquier variedad de ginsent oriental cultivado.

El ginseng silvestre asiático que es muy escaso y su precio muy alto. Algunos expertos consideran que el ginseng silvestre de las montañas de Sikhote–Alin, en el sudeste de Siberia, es el ginseng de mejor calidad.

Los precios de las raices cultivadas varían de acuerdo con en virtud del país de procedencia, edad y forma.

Enumeramos las distintas variedades de ginseng, de mayor a menor, según su calidad.

- Ginseng rojo coreano y chino (*Panax*).
- Ginseng coreano blanco (*Panax*).
- *Eleutherococcus* o ginseng siberiano.
- Ginseng americano y canadiense (*Panax quinquefolium*).
- El ginseng rojo de China, el *seudoginseng* de Himalaya, India y Nepal.
- Ginseng japonés (*Panax ginseng japonicus*).

ADULTERACIONES O IMITACIONES

El doctor Stephen Fulder dice en su libro: «Los chinos tienen un sistema tradicional para diferenciar el falso del verdadero: Dos personas recorren una distancia de cuatro millas y una lleva en la boca una raíz (presuntamente de ginseng). Si al final del recorrido la persona que no lleva la raíz en la boca está sin aliento, mientras que la que lo lleva no siente ningún cansancio, entonces la autenticidad de la raíz está comprobada.» El experimento evidentemente no es muy fiable.

El truco más popular en la falsificación es vender raíces de ginseng chino rojo, de quinta calidad, como si fuera ginseng rojo coreano.

Hay que tener cuidado con el ginseng americano (*Panax quinquefolium*) que suele venderse como un verdadero ginseng (*Panax ginseng*). Muchas empresas en los Estados Unidos se dedican a mezclar ginseng coreano con el americano. También se mezcla el polvo de ginseng verdadero con polvo de raíces de la variedad *Pseudopanax* del Himalaya (*seudoginseng*).

CÓMO TOMARLO

En líneas generales, recomendamos:

- Tomarlo en ayunas o entre comidas.
- No tomar ningún alimento ácido (café, té, frutas, zumos, yogur, vinagre, etc.) una hora antes ni una hora después de haber ingerido ginseng. El ginseng es una sustancia alcalina muy sensible que pierde sus efectos con un producto ácido.
- Tomarlo con agua, miel natural o leche.
- No utilizar nunca una cuchara de metal. El metal, a excepción de la plata, no debe estar en contacto con el ginseng.

En el mercado, puede encontrar el ginseng en forma de:

- Cápsulas, píldoras, tabletas y gránulos.
- Raíz seca (es menos habitual).
- Extracto en líquido.
- En sobres de té (granulitos que se disuelven instantáneamente).
- Mezclado con vitaminas: Se suele vender en forma de ampollas bebibles o píldoras.

En la ex Unión Soviética, toman ginseng de forma casi oficial:

- Los cosmonautas. Según la revista *Smithsorian,* los cosmonautas lo toman tras demostrar que estimula la actividad cerebral por la cantidad de fósforo que contiene. Poca gente sabe que los astronautas rusos que regresaron a la tierra en el Salyut 5 se mantuvieron en buen estado físico gracias al *Panax ginseng*. Parece ser que los astronautas americanos toman el ginseng siberiano y coreano.
- Los atletas olímpicos, para combatir la fatiga y el estrés y ayudarles a optimizar sus marcas.

PASTILLAS, CÁPSULAS Y TABLETAS

Antes de comprar un frasco o una cajita conviene verificar la procedencia. Si es un producto cien por cien puro, natural o una mezcla con ginseng de calidad inferior, con glucosa u otros productos. Las dosis de las cápsulas más usuales es de 100 , 250, 500 y 528 miligramos.

RAÍZ DEL GINSENG

Se toma un pedacito del tamaño de una alubia, una o dos veces al día. Se puede masticar la raíz seca o ablandarla al vapor cinco o diez minutos. Si se mastica, debe hacerse durante 10 o 15 minutos y se tira el residuo.

¿LO SABÍA?

Algunos fumadores dicen que masticar la raíz dos o tres veces al día les quita las ganas de fumar.

También se puede utilizar una onza de raíz en un litro de agua. Se cuece lentamente hasta que se reduce a la mitad (en un recipiente de barro). El líquido que se obtiene es de color café claro y debe tomarse de dos a tres cucharadas antes de las comidas.

¿LO SABÍA?

Ginseng y alcohol. Hay quienes introducen una raíz de ginseng dentro de una botella de alcohol. Es original, pero no tiene ningún valor curativo. Hay que tener en cuenta que el alcohol y el ginseng son antagónicos. El ginseng pierde su efecto y atenúa el del alcohol. La única ventaja es que uno puede tomar más alcohol sin embriagarse. Un consejo: si estamos invitados a una fiesta en la que hay el riesgo de beber más de la cuenta, tome antes dos cápsulas de ginseng de 500 mg, con lo que difícilmente se embriagará.

RECUERDE

El «Síndrome del abuso de ginseng» se produce cuando una persona lo toma en dosis elevadas y durante un periodo largo. Según el doctor Ronald Siegel, los efectos secundarios de una dosis excesiva y prolongada de ginseng son nerviosismo, diarrea, subida de la presión arterial, erupciones cutáneas e insomnio.

EXTRACTO DE GINSENG

El extracto de ginseng blanco o rojo sirve sobre todo en los casos graves o cuando el paciente busca un efecto más rápido. Cada cucharadita (normalmente la misma caja incluye una cuchara de plástico) tiene más o menos el valor de cinco cápsulas.

Por lo general se toma a razón de una cucharadita diaria en caso de diabetes, artritis, varices, problemas circulatorios, depresión nerviosa, anemia o convalecencia después de un accidente, enfermedad u operación.

EN FORMA DE TÉ

Los sobrecitos de té instantáneo son una forma cómoda y sabrosa de tomar ginseng. Relaja en los casos de tensión nerviosa, insomnio, antes de una competencia deportiva o un examen. Su efecto es rápido, pero la eficacia curativa es reducida en comparación con la raíz, el extracto o las cápsulas o píldoras.

RECETAS

Con ginseng se pueden preparar excelentes postres y bebidas refrescantes.

Recuerde que nunca se deben preparar las recetas en un recipiente de metal, a menos que éste sea de plata. Es mejor utilizar loza de barro.

También conviene recordar que el ginseng pierde su efecto con cualquier fruta ácida (cítricos).

TÉ DE GINSENG HELADO

En un vaso grande se disuelve un sobrecito de té de ginseng en un poco de agua caliente y se añade miel al gusto. Luego se agrega agua y cubitos de hielo.

TÉ DE GINSENG-MENTA

En una taza se disuelve un sobre de ginseng en un té caliente de menta (u otra hierba a su gusto). Se puede tomar frío o caliente.

TÉ PARA CONVALECIENTES

Es un té de ginseng especialmente indicado como bebida reconfortante y para convalecientes.

Ingredientes:
- 14 g de raíz de ginseng picada
- 1 cucharadita de miel natural
- 2 1/2 tazas de agua mineral

Se hierve el agua mineral con los ingredientes. Se toma una taza, dos veces al día. Se puede conservar en una botella tapada.

PARA AUMENTAR EL APETITO

Ingredientes:
- 14 g de raíz de ginseng picado
- 14 g de hojas de bambú
- 2 tazas de agua mineral

Se hierve el agua con los ingredientes. Se toma frío antes de las comidas. Se conserva en una botella tapada.

BATIDO DE GINSENG

Ingredientes para una persona:
- 1 vaso de leche fría
- 1 porción de helado de vainilla
- 1/2 plátano
- 1 sobre de té de ginseng
- cubitos de hielo

En la batidora se baten todos los ingredientes y se sirve en una copa de postre.

GINSENG «SUNDAE»

Ingredientes:
- helado
- plátano
- 1 sobre de té granulado de ginseng

En una copa de postre se dispone una porción de helado al gusto (excepto de frutas ácidas). Se decora con unas rebanadas de plátano y se espolvorea el contenido de un sobrecito de té ginseng.

ELIXIR «COSECHA DORADA»

Ingredientes:
- jengibre crudo
- miel
- polvo de raíz de ginseng
- agua de arroz

Adecuado en casos de debilidad general, sobre todo en edad avanzada. Se mezcla a partes iguales jugo de jengibre crudo, miel y polvo de raíz de ginseng y se pone a hervir. Luego se disuelven en agua de arroz (el caldo o agua en que se haya cocido arroz integral). Se toma tres veces al día.

INFUSIÓN UNIVERSAL

Ingredientes:
- 14 g de raíz de ginseng coreano
- 1/2 l de agua mineral
- 1 cucharada de miel

Esta receta se usa para preparar un buen tonificante, muy indicado para quienes convalecen tras algún trastorno o fiebre alta. Sin embargo, sólo debe tomarse cuando la temperatura del paciente sea otra vez normal.

Se hierve 14 g de raíz de ginseng coreano en medio litro de agua mineral. Se añade una cucharada sopera de miel. Pueden tomarse dos tacitas al día hasta el fin de la convalecencia.

SOPA DE LOS DIOSES

Ingredientes:
- 2 cucharadas de salsa de soja
- 6 dientes de ajo
- 40 g de raíz de ginseng finamente picada
- 1 cucharadita de aceite de sésamo
- 1 cucharadita de sal
- 1 1/2 de agua mineral

Se pone a hervir durante unos 15 minutos. Adecuada para acompañar comidas abundantes.

VIGOR SEXUAL

Ingredientes:
- 40 g de jengibre en polvo
- 150 g de piel de naranjas biológicas desecada y rallada
- 1 cucharada sopera de extracto de ginseng
- 1/2 litro de agua mineral

Se prepara como elixir. Aunque se recomienda no abusar del preparado, puede tomarse cuando desee.